目からウロコ！
外科医のための
感染症のみかた，考えかた

岩田健太郎 著
神戸大学大学院医学研究科微生物感染症学講座 感染治療学分野教授

中外医学社

序
なぜ外科医のための感染症なのか

　さて，この本書は「外科医のための感染症」と銘打っています．なぜ，このような本を作るに至ったのでしょう．

　それは，かつてないほどのスピードで医学・医療が進歩しているからです．

　1950年時点で，医学知識が倍になるには50年かかっていました (doubling time)．1980年にはこれが7年になり，2010年には3.5年になっています．2020年には，なんとたったの73日で医学知識は倍になると見積もられています (Densen P. Challenges and Opportunities Facing Medical Education. Trans Am Clin Climatol Assoc. 2011; 122: 48-58.)．

　我々はDr. コトーのような「何でもできる」医者に憧れますが，どんなに博覧強記の天才的な頭脳を持っていても，メフィストフェレスに魂を売り渡しても，すべての領域において医学知識を最新の状態にキープしておくことは原理的に不可能なのです．そういう時代に我々は生きているのです．

　岩田が医学生のとき，「医学部は4年間では学びきれないほどの知識を詰め込まねばならない．だから6年制なのだ．医学生は卒業するまでに，積むと自分の身長と同じくらいの高さの教科書を読まねばならない」と何かの本に書いてあったのを読んだことがあります．「そうか，俺背が低くてよかったな」なんて思ったわけです．その「身長分だけ」の真偽はともかく，昔の医学部の勉強の仕方は，「知識の詰め込み」でした．大量の知識を詰め込むのが医学の勉強だったわけです．それは，受験戦争とよばれた当時の受験勉強とも非常に親和性が高く，受験を得意とする医学生はスルスルとそのような勉強の仕方を受け入れたのです．

　が，もはやこのような「知識の量」で学問する方法は通用しません．知識の増えるスピードの方がずっと速いからです．我々は根本的に方法論から変えなければならないのです．

　外科領域も近年は細分化が進んでいます．例えば，整形外科は，「膝の」グループ，「脊椎」のグループ，「肩の」グループというように．それぞれのパーツにおける医学進歩も目覚ましく，最新の医学知識，医療技術についていくの

は簡単ではありません．そしてそれは今後どんどん難しくなっていくでしょう．

かつて，医局制度が良くも悪くも充実していたときは，その医局の内部だけで医療はすべて完結していました．外科医は手術はもちろん，周術期の栄養管理や血糖，血圧コントロール，感染症の予防や治療，疼痛管理などすべて自分たちで行い，術後の化学療法も全部自分たちでやっていました．薬を詰めることすら医者の仕事だったのです．今でもそうだ，というところもあるかもしれませんが．

しかしながら，外科領域のそれぞれの専門領域が進歩したのと同じように，各セクションの専門性も飛躍的に進歩しました．患者ケアの質の向上も目覚ましく，医療面接にたっぷり時間をとり，膨大な書類やカルテの記載もかつてないほど大変です．おまけに最近はワークライフバランスにまで配慮して，若手医師の外科離れを食い止めなければなりません．「全部自分で完結する」医療は，もはやできない相談なのです．

とはいえ，現在ではそういう外科の先生たちをサポートするチームも少しずつ充実してきています．人工呼吸器調節や栄養管理，化学療法や感染症治療の専門家たちが，最新のノウハウを勉強し，外科の先生たちを支援します．薬剤師さんの現場参加もだんだん進んできており，我々の診療を支援してくれています．外科の先生たちが好きな手術に邁進し，集中できるよう，ぼくらは一所懸命「手術以外のこと」をサポートするのです．献身と専門性を持って．

「お前さんは内科医だろ．内科医が外科の患者のことがワカンのか？」そういう御指摘もあるかもしれません．

もちろん，わかります．

ぼくは沖縄県立中部病院で研修医をしていたとき，たくさんのことを外科ローテートから学びました．中部病院はコテコテの野戦病院で，外科系の病院でした．

もちろん，各科数カ月に過ぎないローテートで外科医になるノウハウや技術が身に付くわけはありません．しかし，短期間ながらも集中的なトレーニングのおかげで，外科医のメンタリティーや大切にしている価値観，思考プロセスや「踏んではならない地雷」みたいなものはたくさん学ぶことができました．そういう意味では，スーパーローテートって本当によい仕組みです．

ぼくはアメリカで感染症のトレーニングを受けましたが，アメリカでは内科医か小児科医しか感染症専門医にはなれません．彼等の研修はストレート研修

で外科系の研修を受けませんから，外科医のメンタリティーをあまり理解していないことが多かったです．ぼくは日本の中部病院で初期研修を受けて本当によかったと思ったものです．

　中部病院の外科医たちもまた，全員初期研修で内科をローテートします．感染症（infection team）も必須です（名物でもあります）．なので，中部病院の外科医たちは基本的な熱のワークアップや抗菌薬使用の原則を心得ています．マニアックな感染症やマニアックな抗菌薬を使いこなしたりはしませんが，「いろは」はできているんです．絶対やっちゃいけない禁忌も心得ています．例えば，血液培養も取らずにポンッと抗菌薬を出しちゃう，みたいな．

　そんなわけで，岩田は外科医の先生がどのような価値観でもって患者を診療しているのかについては，ある程度理解しているつもりです．

　さて，確かにぼくは内科医です．しかし，外科の患者さんの術後感染症について言うならば，実はたいていの外科の先生よりもたくさんの知識と経験値を持っています．

　それは，たとえて言うならば，F1レーサーとサーキットの救助隊にたとえられるかもしれません．

　外科の先生はたとえて言うなら，F1レーサーです．サーキットにおいて速く運転することにかけては，抜群の知識と技術を持っており，それは他の追随を全く許しません．もちろんぼくには真似はできません．

　しかし，もし運悪く交通事故が起きたとき，その後の対応方法については，レーサーは必ずしもエキスパートとは言えません．「そういう訓練」をあまり受けていませんし，個々のレーサーにとって，事故はしょっちゅう経験するものではないからです．

　しかし，サーキットの救助隊はF1事故に特化した専門性を持ち，そのための訓練も受けています．経験値もずっと高いです．だから，レーサーよりも事故後の対応については上手に処理するのです

　ぼくら感染症屋は手術の知識や技術は全然持ち合わせていません．当たり前です．しかし，術後の感染症コンサルテーションは毎日のように受けており，それを病院のすべての病棟で見ています．実際，ぼくらが見ている患者さんの半分以上は外科の患者さんなのです．ぼくら以上に術後の感染症を経験している外科医は存在しません．「いやいや，おれが執刀すると感染症必発だから，おれのほうが経験値は高いね」なんていう奇特な先生にはまだお目にかかったことがありません．

神戸大学病院においては，ぼくらは外科系の先生が術後の感染管理などに煩わされることがないよう，いつもお手伝いしています．患者も診察せず，培養検査やCTだけ見て「なんとかマイシン出したらどうでしょ」なんて中途半端なサービスはいたしません．治療がうまくいくめどが立つまで数日，ときには数週間，診療を継続します．ぼくらの目標は患者さんがよくなることであり，外科の先生が好きなオペに邁進していただくことです．チーム医療の要諦は，「皆が同じ目的のために，同じ方向を向いていること」ですから，複数の職種が集まっているだけではチーム医療とは言えません．

　しかしながら，日本感染症学会認定専門医の数は千人ちょっと．日本の病院数の半分にも達していません．兵庫県はもちろん，県外からも「専門家を紹介してほしい」という依頼を受けており，パートタイムの医師派遣などそれなりのお手伝いはしていますが，需要と供給のバランスはまったく取れていないのが現状です．

　そこで，**本書では院内に感染症のプロがおらず，気軽に相談できる人もいない，という現場の先生がたのために，できるだけわかりやすく，手早く感染症診療の基本みたいなところをお伝えするために用意しました**．たしかに感染症領域はややこしいのですが，例えば発熱時の対応や抗菌薬選択の「基準」など，基本的なところを抑えておくと患者マネジメントの質は飛躍的に改善します．ここでも「ゼロ」と「ゼロではない」には天と地ほどの差があるのです．

　本シリーズが，少しでも先生がたが「オペに邁進できる」環境作りに役立ち，術後の感染症が減ったり「さくっと治ったり」してくれれば，これ以上の幸いはありません．

目　次

序　なぜ外科医のための感染症なのか……………………………………… iii

I　感染症診療大原則

1　術後感染症診断は意外に簡単　診断の大原則 …………………… 2
2　術後感染症予防の大原則　術中抗菌薬とSSI予防 ……………… 9
3　これだけは知っておこう　細菌検査，感受性試験の解釈法 ……… 15
4　抗菌薬使用の大原則　基礎編　その1：βラクタム薬 …………… 23
5　抗菌薬使用の大原則　基礎編　その2：その他の抗菌薬たち …… 34
6　抗菌薬使用の大原則　臨床編 …………………………………… 40
7　創部感染（深部SSI含む）の診断と治療 ………………………… 50
8　カテ感染（CRBSI）の診断と治療 ……………………………… 56
9　術後院内肺炎（HAP/VAP）の診断と治療……………………… 62
10　術後院内尿路感染の診断と治療 ………………………………… 68
11　術後下痢症の診断と治療 ………………………………………… 72
　コラム❶　血液培養はなぜ2セットか（と感度，特異度についての
　　　　　　ちょっとした考察）…………………………………… 78
12　予防接種も忘れずに ……………………………………………… 82

II　各論編

A　整形外科医のための感染症診療 ……………………………… 86

1　化膿性関節炎・滑液包炎，腱滑膜炎 …………………………… 86
2　急性・慢性骨髄炎，椎間板炎，硬膜外膿瘍，糖尿病足感染 …… 90
3　壊死性筋膜炎とガス壊疽 ………………………………………… 95
4　人工関節関節炎 …………………………………………………… 100
　コラム❷　「エビデンスないんでしょ」「いや，エビデンスは常にある」
　　　　　　………………………………………………………… 103

B　泌尿器科医のための感染症診療 …… 106
1　前立腺炎とその周辺 …… 106
2　フルニエ壊疽，黄色肉芽腫性腎盂腎炎，気腫性腎盂腎炎，気腫性膀胱炎 …… 111
3　腎移植と感染症 …… 114
4　男性性感染症 …… 117
コラム❸　サーベイランスはなぜ必要か（と ICN, ICD の話）…… 120

C　心臓血管外科医のための感染症診療 …… 124
1　感染性心内膜炎 …… 124
2　胸骨骨髄炎 …… 126
3　血管の感染症 …… 127
4　ICD, ペースメーカー感染 …… 129
コラム❹　CRP はどこまで役に立つか …… 131

D　耳鼻科医のための感染症診療 …… 133
1　耳鼻科術後の感染症診療 …… 133
2　中耳炎，副鼻腔炎の抗菌薬使用 …… 135
3　意外に難しい咳と鼻水 …… 140
4　耳鼻科緊急事態 …… 143
コラム❺　感染症専門医について …… 146

E　歯科・口腔外科医のための感染症診療 …… 150
1　予防的抗菌薬は誰に，何のために？　何を？ …… 150
コラム❻　経口 3 世代セフェムはなぜいけないのか …… 153

F　産婦人科医のための感染症診療 …… 156
1　産婦人科，術後感染症大原則 …… 156
2　妊婦と抗菌薬，そして感染症 …… 160
コラム❼　よくわかんない，クラミジア・淋菌試験 …… 163

G　肝胆膵外科医のための感染症診療 ……………………………… 165
　1　急性胆管炎と胆嚢炎 ……………………………………… 165
　2　肝移植後の感染症 ………………………………………… 168
　コラム❽　終末期医療と感染症について …………………………… 172

H　呼吸器外科医のための感染症診療 …………………………… 173
　1　呼吸器外科関連のピットフォール ……………………… 173
　コラム❾　画像品評会にしてはならない，結核審査協議会 ……… 176

I　脳神経外科医のための感染症診療 …………………………… 178
　1　術後髄膜炎診断治療の大原則 …………………………… 178
　2　脳膿瘍，脳占拠性病変の診断・治療の大原則 ………… 180
　コラム❿　できる，できないの狭間で ……………………………… 182

J　皮膚科医のための感染症診療 ………………………………… 184
　1　皮膚軟部組織感染症診療の基本 ………………………… 184
　コラム⓫　感染症屋は皮膚科医が頼り ……………………………… 187

K　救急医のための感染症診療 …………………………………… 189
　1　熱傷，外傷患者の感染症予防と治療 …………………… 189
　コラム⓬　日本型救急と北米型 ER　その感染症診療への影響 …… 192

L　眼科医のための感染症診療 …………………………………… 194
　1　結膜炎，角膜炎診療の原則 ……………………………… 194
　2　予防的抗菌薬は役に立つか ……………………………… 197
　コラム⓭　できているという自信，できていないという自覚 …… 199

―対談― 外科と感染症科のはざまで（窪田忠夫×岩田健太郎）………… 201

索引 ………………………………………………………………………… 217

I 感染症診療大原則

I. 感染症診療大原則

CHAPTER 001:
術後感染症診断は意外に簡単 診断の大原則

■ 術後の発熱は難しくない！

　術後の発熱ってイヤですね．せっかく手術がうまくいったのに，夜中に発熱で呼び出されるなんてアアイヤだ！　それに，術後の患者さんって動けない，しゃべれない人も多く，ワークアップも難しそうだ．

　確かに，術後の発熱患者のマネジメントは「しんどい」です．それは事実．けれど，決して「難しく」はありません．

　なぜかというと，術後患者の発熱って，パターンが決まっているからです．

　ぼくらは発熱患者をよく見ますが，どっちかというと，外来患者の発熱のほうが難しいです．こないだ，セネガルから帰国したという研究者が発熱を主訴に外来にやってきました．こういうのは難しい．鑑別疾患が山のようにありますから．マラリア？　腸チフス？　リケッチア感染症？　うーん，どれだろう．

　結局，この患者さんはインフルエンザでした．人生そんなもんです．

　一方，入院患者が術後発熱して，実はマラリアでした，なんてことはありえません．実のところ，術後発熱の原因なんて数えるほどしかないのです．だから，苦手意識をもたず，一つ一つの原因を丁寧に吟味していくのが大事なのですね．

■ まずは感染症・非感染症に分けて考える

　ものごとの分類は，まず大きくバッサリ分けてから細かく見るのが肝腎です．「肺炎かな」「カテ感染かな」と病名を五月雨式に「思いつく」方法を初期研修医はよくやりますが，これだと見逃しのリスクが高くなります．

　おすすめなのは，大きく２つのグループに分けて，それから各論に入ってい

く方法です．まずは感染症と感染症でないもの＝非感染症に分けて考えましょう．けっこう感染症以外でも熱が出るものです．

▶感染症でない術後発熱の原因（よくあるもの）
- 薬剤熱
- 血栓・塞栓症
- 急性呼吸促迫症候群（ARDS）
- 痛風，偽痛風発作などの結晶性関節炎
- 術後発熱の遷延（特に脳外科領域の手術では遷延しやすい）

　こういうのが，ぼくらが術後発熱患者の相談を受けたときによく遭遇するパターンです．こういう鑑別も無視してはいけません．「とりあえず抗生物質」というワンパターンに陥らないのが大事です．

　薬剤熱（drug fever）は多いです．どんな薬も薬剤熱の原因になり得ますが，特に多いのは抗菌薬と抗けいれん薬です．術後抗菌薬をみだりにダラダラ使っていて，熱が下がらない．実はその抗菌薬が熱の原因だったりします．ぼくらが相談を受ける術後の発熱の3割くらいは薬剤熱のように思います．あと，予防的に出されるPPI（タケプロン®やオメプラール®など）も原因になることがあります．PPIの処方は本当に多いですね．血球減少，肝機能異常，発熱，それから膠原線維性大腸炎（collagenous colitis）という副作用も知られていますから，適応を考えずにルーチンに処方するのは考えものです．

　薬剤熱は，慣れると案外簡単に診断できるものです．ちょっとここでそのコツをお教えしましょう．

　一般に感染症は「熱だけ」のことは少ないものです．患者さんの脈拍が速くなる，場合によっては血圧が下がる，酸素飽和度（oxygen saturation）が下がる，呼吸数が増える（呼吸数はとても大事なので必ずチェックしましょう）．あるいは意識状態の変化，苦しんでいる表情，冷や汗なんかも見られることがあります．検査も大事ですが，ベッドサイドも大事なんです．

　で，薬剤熱の場合はこれら「熱以外」の情報に乏しいのが特徴です．熱は高いんだけど，患者さんはわりとケロッとしている．脈も熱の割に速くない（比較的徐脈といいます）．呼吸数も速くない．意識も清明．ご飯食べたり，スポーツ新聞やテレビ観てたりしてます．皮疹がでているとかなり薬剤熱っぽいですが，皮疹が出ないことも多いです．あと，血液検査のピットフォールとしては，

好酸球が上がることはめったにないこと，それと CRP は 8 とか 9 くらいちょい上がりしていることはよくあります．CRP 陽性＝感染症ではない, ということです．

　下腿の血栓，肺塞栓，偽痛風発作（膝に多いですが，環椎軸椎にできることもあります．Crowned dens syndrome といいます）は，布団をめくって丁寧に診察すると見つけることができることもあります．肺塞栓（PE）は造影 CT をとらないとわからないこともあります．突然発症の呼吸困難，発熱，頻脈，レントゲン写真で肺炎像なし……のときはこれを疑います．逆に ARDS はレントゲンで肺が真っ白で，肺炎との鑑別は難しいことがあります．挿管患者ならおすすめは喀痰の性状とグラム染色（顕微鏡で見ること）です．肺炎なら膿性痰，グラム染色で細菌が見えることが多いですが，ARDS だと痰はほとんど出ず，顕微鏡でも細菌を見つけません．心不全もレントゲン真っ白で肺炎との区別が難しいこともあります（熱も出ます，ときに）が，喀痰の性状が全然違うのでここで区別できることがあります（いわゆる，しゃばしゃばの痰です，心不全の場合）．

感染症の場合

　この場合，術後感染では鑑別診断は大きく分けると 4 つプラス 1 で大多数を占めます．

▶術後感染症の鑑別
❶尿路感染症
❷肺炎
❸創部感染（surgical site infection, SSI）
❹カテ感染
プラス
❺下痢症（*Clostridium difficile* infection, CDI 含む）

です．本当にこれだけ．片手で数えるしかないのです．あと，経鼻チューブが絡んだ副鼻腔炎とか前立腺炎とか，胆管炎・胆嚢炎，膿瘍性疾患なんかも時々見ますが，上の 5 つをおさえておけば「たいていは」大丈夫です．
　さて，では術後感染症を疑ったら，どうアプローチしたらよいでしょう．

一番古典的な間違いは，次の3つのパラメーターに頼ってしまうことです．

❶ 体温
❷ 白血球
❸ CRP

従来，この3つのパラメーターが異常になると「感染症」として抗生物質開始，というプラクティスがよく行われてきました．

けれど，術後感染症の鑑別疾患，尿路感染，肺炎，創部感染，カテ感染のいずれにおいても体温，白血球，CRP は上昇します．CDI でも上昇します．最近ではプロカルシトニン（PCT）という新しいバイオマーカーも登場しましたが，これについても程度問題でして，PCT は要するに，「ベターな CRP」に過ぎません．つまり，体温，白血球，CRP（それに PCT）は感染臓器を特定してくれないんです（あるいは感染症であるとも断言してくれないんです）．

感染臓器の特定はきわめて大事です．例えば，術後の肺炎や尿路感染だと緑膿菌や大腸菌といったグラム陰性菌が原因になることが多いですが，カテ感染だとブドウ球菌のようなグラム陽性菌が原因になることが多いです．それぞれ治療薬が異なるのです（各論参照）．それに，治療期間もそれぞれ違いまして，肺炎の場合は多くのケースで1週間程度ですが，尿路感染だと2週間，場合によってはもっと長く治療します．深部創部感染，例えば縦隔炎などでは4週間とか6週間，場合によってはもっと長く治療することもあります．

繰り返します．感染臓器の特定ってとても大事なんです．ここを端折ってはいけません．そして，古典的な体温，白血球，CRP，そして最近の PCT は感染臓器については（そして原因微生物に関しても）情報量ゼロのパラメーターなのです．

では，感染臓器はどのように特定したらよいでしょう．

一番大事なのは，丁寧な診察です．一般に病歴も診断に役に立ちますが，術後感染症では病歴の有用性は限定的で，むしろ身体診察のほうがウエイトは大きいでしょう．呼吸音を聴いて肺炎がないかを考える，創部を丁寧に観察し，触診します．尿が濁っていたり，CVA ノックペイン（肋骨脊柱角）がないか背中を診察する（背中の診察を端折ると褥瘡感染を見逃したりします．要注意！）．

ただし，ぶっちゃけ身体診察だけでは診断に至らないことも多いです．ラ音が聞こえない肺炎，カテ刺入部に炎症所見のないカテ感染，一見尿が濁ってい

ない尿路感染，体表面は正常なんだけど体内深部に感染を起こしている深部SSI……こういうのは実に診断が困難です．

そこで，適切な検査が必要になります．

さて，ここも術後感染症は難しくありません．基本，必要な検査は大体決まっているのです．

▶術後感染症ワークアップで必要な検査

❶ 2 セットの血液培養
❷ 胸部レントゲン写真
❸ 尿検査，尿培養

これを称してフィーバー ワークアップ 3 点セットといいます．ぜひ覚えましょう．

血液培養はカテ感染の診断に必須ですし，尿路感染でもしばしば陽性になります．胸部レントゲン写真は肺炎の診断に使います．尿検査・尿培養は……言うまでもありませんね．

院内感染症の場合，身体診察だけで診断がつかないことは多いのですが，鑑別疾患が少ないために基本的な検査で大丈夫なのです，たいていは．Q 熱の抗体なんて測る必要はないんです．

もちろん，血算，CRP，生化学検査などを行ってもよいのですが，すでに説明したように，これらで感染臓器や感染微生物が見つからないことが多いです．治療薬の選択にはあまり寄与しません．院内の発熱患者では大抵白血球は高く，CRP も高いです．そうだよね，と予測できる検査値が目の前に現れる．それだけです．

もし深部 SSI を疑ったり，肺炎を疑っているけどレントゲンはぱっとしないときなどは CT など更なる精査を行います．でも，ルーチンで全例やる必要はありませんよ．

血液培養は必ず 2 セット採りましょう．2 セットとは異なる場所から 2 回採血することを言います．1 セットの血液培養とは，1 回採血し，これを嫌気ボトル，好気ボトルに入れることを言います．それぞれのボトルに入れる血液の量は 10cc ずつ．つまり，1 セットの血液培養で採血量は 20cc，2 セットだと 40cc ということになります．これが「正しい」血液培養の方法ですから，ぜひ覚えましょう．

なんで 2 回も採血するかというと，1 回の採血では，ほんものの菌血症と皮膚にくっついている菌の混入（コンタミといいます）を区別できないからです．したがって，1 回採血して 4 本のボトルに分注しても意味ありません〔時々見ます（涙）〕．理由は明らかですね．

それから，これもよくある失敗例ですが，**中心静脈ラインからの採血は避けたほうがよいです．**カテーテル内壁にくっついている（けれども感染症を起こしていない）菌が紛れ込むリスクがあるからです．これで迷ってしまうことは，よくあります．まあ，採血の難しい人もいますから，どうしても，というときは仕方がないかもしれませんが，少なくとも 1 セットは必ず皮膚から直接穿刺して採血しましょう．昔は動脈からの採血とか静脈からの採血とかいろいろわれていましたが，今はどちらから採っても大丈夫．あと，鼠径からの採血は簡単なので研修医が好んで行いますが，陰部が近くてコンタミを起こしやすいのでできるだけ避けたほうが賢明です．

小児の場合も血液培養は 2 セットが基本です．Cumitech の「血液培養検査ガイドライン」（松本哲哉，満田年宏 訳．2007 年）では，血液培養が 1 セットでもよい小児を「体重 1kg 未満の小児」としています．大抵の小児は体重 1kg 以上ありますから，ほとんどのケースで血液培養 2 セットは必要だ，ということです．たとえそれが小児であっても．

2014 年から血液培養 2 セットはようやく保険収載されるようになりました．1 セットで 310 点，2 セットで 620 点算定可能です．「2 セット必要なのはわかるけど，保険で切られるんでしょ」と嘆いていたあなた，これからは胸を張って堂々と血液培養 2 セットが可能です．

▶ 血液培養のまとめ
❶ 必ず 2 セット
❷ 最低，1 セットは皮膚から採血
❸ 1 回採血量は 20cc，2 セットで 40cc
❹ 抗菌薬投与「前」に必ず血液培養を採ること
❺ 血液培養に夢中になって，レントゲンや尿検査・尿培養を忘れないこと（よくあります）
❻ コンタミを避けるため，清潔手袋，マスクを忘れずに（異論もありますが，普通はイソジン消毒したほうがよいです）

まとめ

- 術後感染症の鑑別疾患は多くない．一つ一つ指さし点検，確認を
- 感染症以外の鑑別を忘れない！
- ベッドサイドで診察しよう
- 血培2セット，胸部レントゲン，尿検査・培養の「3点セット」を忘れない
- 熱，白血球，CRP……こっちの「3点セット」に引っ張られすぎないように

I. 感染症診療大原則

CHAPTER 002:
術後感染症予防の大原則
術中抗菌薬と SSI 予防

予防は治療に勝る，とよく言われますが，感染症も予防で「治療しなくても良い状態」に持っていくのが理想です．

術前の手指消毒や患者の剃毛などについては，みなさまもう「ご案内」だと思います．栄養管理や血糖コントロールも異論続出ですが，ここでは割愛です．まずは「予防的抗菌薬」について．

予防的抗菌薬の「目的」

なんでもそうですが，「目的」を明確にすることは大切です．術中予防抗菌薬の目的は，

SSI の予防

につきます．SSI（surgical site infection, 創部感染）だけが，抗菌薬の予防目標であり，肺炎や尿路感染やカテ感染は「抗菌薬では予防できない」のです．残念なことに．「術後に特定の感染症リスクがある」と「その感染症は抗菌薬で減らせる」は同義ではない．というのが大事です．

で，メスを入れる部分の抗菌薬濃度を最大にして，（縫合して手術が終わるまで）ここに菌が入らないようにすると，SSI が減るのです．

以前は「術前日から」抗菌薬を病棟で入れていましたが，これをすると「その抗菌薬で殺せない耐性菌」が皮膚で増えて，むしろ SSI が増えてしまうことがわかりました［Classen DC, et al. The timing of administration of antibiotics and the rsik of surgical wound infection. N Engl J Med. 1992; 326(5): 281-6］．というわけで，**現在では手術室内で「術直前に」抗菌薬を開始することが推奨されています**．た

だし，バンコマイシンの場合は血中濃度を上げるために，執刀2時間前に「ゆっくり」落とすのが大事です（キノロンもそうですが，術中抗菌薬にこれを選ぶことはかなりまれです）．

ターニケットを使用する整形外科系の手術の場合は，もう少し前に落とした方がよいという意見と，ターニケットを巻いてから落とした方がよいという意見が混在し，エビデンスもバラバラです．

手術時間が3時間以上の場合，大量出血のある場合はセファゾリンを追加投与します．心臓手術ではセファゾリンの4時間後の追加投与でSSIが16%から7.7%に減ったというデータがあります〔Zanetti G, et al. Intraoperative redosing of cefazolin and risk for surgical site infection in cardiac surgery. Emerging Infect Dis. 2001 Oct; 7(5): 828–31〕．

帝王切開のときは，臍帯クランプの直後に抗菌薬を単回投与するとよいと言われています．

というわけで，基本的には

Rp: セファゾリン　CEZ　1〜2gを3〜4時間おき，執刀30〜60分前から手術終了まで

Rp: バンコマイシン　VCM　1gを30分から1時間かけて術前2時間前に点滴投与．ただし，MRSA感染を疑う場合や患者に強いβラクタムアレルギーがある場合のみ

消化器手術などの準清潔手術では，腸管内グラム陰性菌や嫌気性菌をカバーするため，セフメタゾールなどがおススメです．

Rp: セフメタゾール　CMZ　1〜2gを3〜4時間おき，執刀30〜60分前から手術終了まで

アンピシリン・スルバクタムでもよいと思います．フルマリン®（フロモキセフ）のようなオキサセフェムもスペクトラム的にはほとんどセフメタゾールと同等なので，理論的には使用可能だと思いますが，セフメタゾールよりもお値段が高いのが欠点です．臨床医学的・薬理学的にセフメタゾールを上回る効果はそんなにないので（マニアックなネタはありますが），ぼくは使っていませ

ん．

　興味のある方は京都大学院生で感染症が専門の山本舜悟先生のブログをご参照ください（http://blog.livedoor.jp/kmcid929/archives/1756603.html）．

　ときどき，ピペラシリンが推奨されている文献を日本では散見しますが，黄色ブドウ球菌に効果が十分でないのと，狙っていない緑膿菌に「効果を有してしまっている」ためにお勧めできません．ピペラシリンを支持するエビデンスも乏しいです．例えば，日本整形外科学会の「骨・関節術後感染予防ガイドライン」でもピペラシリンは推奨薬に入っていますが，これについては微生物学的妥当性の問題から，懸念を表明するむきもあります（松下和彦, 他. 整形外科領域の周術期感染予防. 日本化学療法学会雑誌. 2012; 60: 319-26）．

　MBP（mechanical bowel preparation）や非吸収抗菌薬などのSDD（selective digestive decontamination）については賛否両論でデータも様々なので，ぼくとしては「ノーコメント」です．特に推奨もしなければ，否定もしません．

経口セフェムでお茶を濁さない

　MBPやSDDについては「ノーコメント」ですが，コメントしたいものもあります．例えば，「術後の」経口抗菌薬．これは止めておいた方がよいです．

　術後にフロモックス®（セフカペンピボキシル）などの経口セフェムを3〜7日くらい投与するプラクティスをときどき見ます．ぼくの経験では，整形外科の先生に多いです．

　「いや，先生，エビデンスないのはわかってるんだ．でも，この患者さんには絶対感染症起こしたくないわけ．整形では感染症の治療って大変なの．骨とか関節とか，とても治しにくいわけ．これって感情的な問題なのよ．わかって？」

　はい，その感情はよく理解できます．整形外科系の術後感染症はほんっとうに厄介ですから．

　でもですね．だったら，「なおのこと」経口セフェムは止めなければなりません．

　なぜかというと，3世代経口セフェムは腸管からほとんど吸収されないのです．つまり，術後の創部に到達する抗菌薬はごくわずかで，それが感染症を予防してくれるとはとても期待できません．おまけに，セフェムはCDI（偽膜性腸炎）のリスクが大きいのです（抗菌薬関連下痢症の項　72ページ参照）．ESBL

産生菌やAmpC過剰産生菌のリスク（後述）も考えると，かえって患者さんが術後に苦しむ可能性が高いんです．

患者のことを考えるからこそ，「経口セフェムは使わない」が正解なのです．

日本におけるエビデンス

まあしかし，そうはいっても術後抗菌薬使っちゃってる……という事例はアメリカでもよく見ました．前にも書きましたが，アメリカでは感染症屋がみんな内科医か小児科医なので，外科とのコミュニケーションはイマイチなところがあります．何年か前のアメリカ感染症学会（IDSA）総会の特別講演で「なんで外科医は言うこと聞いてくれないの？」とぼやいている人がいました．「言うことをきかせる」という発想の時点で，もうだめなのだとぼくなんかは思いますが．

日本でもそうかもしれませんが，アメリカでも感染症屋は「下っ端」なんです．下に見られているわけで，外科の先生が「言うことをきかない」のは当たり前だとぼくは思います．

これは日本ではそうではありませんが，アメリカでは能力査定と給料は見事にシンクロします．能力が高い（とみなされる人）は多くの給料をもらうのです．

Paul Saxのブログによると，2013年の整形外科医の年収は41万3千ドル，泌尿器科医が34万8千ドル，形成外科医が30万8千ドル，一般外科医が29万5千ドル，産婦人科医は24万3千ドル……で感染症屋は17万4千ドルです．救急医よりも，一般内科医よりも，小児科医よりも，家庭医よりも低いんです（それでもぼくら日本の感染症屋よりはずっと高給取りですが……http://blogs.jwatch.org/hiv-id-observations/index.php/why-idhiv-specialists-rank-last-in-md-salaries/2014/04/27/）．

医者を家にたとえるなら，心臓外科医や脳外科医は玄関とか客間，家庭医や小児科医は台所とか寝室だと思います．で，感染症屋はトイレ．常に汚物とつきっきりの悲しい職業なのです．

もちろん，ぼくはこの仕事に誇りを持ってやっています．トイレが汚かったり，機能していない家くらい悲惨なものはありませんからね．でも，あくまでも，あくまで黒子であることには変わりありません．太夫や三味線弾きのような「日向にいる人」ではないんです．

> **閑話休題**

　さてと，術後抗菌薬の話でした．術後すぐに抗菌薬を止めるのか，24時間使うのか，それとも3日ばかりにするのか，まだこのへんは異論のあるところです．しかし，日本からも，ポツポツ「エビデンス」が集まりつつあります．

　例えば，肝切除術後のフロモキセフの投与3日間．非抗菌薬群とSSIの発生率には差が出ませんでした［Hirokawa F, et al. Evaluation of postoperative antibiotic prophylaxis after liver resection: a randomized controlled trial. Am J Surg. 2013 Jul; 206 (1): 8-15］．胃がん術後のセファゾリン投与の比較試験でも，術後抗菌薬はSSI予防に寄与しませんでした［Haga N, et al. A prospective randomized study to assess the optimal duration of intravenous antimicrobial prophylaxis in elective gastric cancer surgery. Int Surg. 2012 Jun; 97(2): 169-76］．

　今後も日本から質の高い前向き試験が出て，あるべき予防抗菌薬のあり方が模索されていくことでしょう．

　しかし，現段階では「手元にあるデータ」を最大活用するしかありません．以下については，あまり異論のないところでしょう．

- 術後にもし抗菌薬を使うのならばせめて点滴薬にすべきで，経口薬は百害あって一利なし
- 術後3日以上は長過ぎ．24時間以内か否かは，議論の分かれるところ（もうすぐCDCから新しいガイドラインがでるので，たぶん，大いに議論になると思います）

という感じだと思います．

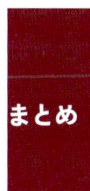

まとめ
- 予防は治療に勝る
- 術中抗菌薬はSSI予防のため．セファゾリンやバンコマイシン，セフメタゾールを活用する
- 術直前に始める
- 術後経口抗菌薬は御法度

❖文献

1) 阿部泰尚, 岩田健太郎. 外科感染症領域の診療ガイドラインを検証する　日米の手術部位感染ガイドラインの比較・検討. 日本外科感染症学会雑誌. (1349-5755) 2010; 7(6): 655-66.
2) 楠　正人, 小林美奈子. 予防抗菌薬1 適応, 薬剤選択. In: 周術期感染症テキスト. 東京: 診断と治療社; 2012.
3) 針原　康. 予防抗菌薬2 投与法, 投与期間. In: 周術期感染症テキスト. 東京: 診断と治療社. 2012.
4) 岡　秀昭（監訳）. In: すべてのICTのために　感染予防, そしてコントロールのマニュアル. 東京: メディカルサイエンス・インターナショナル; 2013.
5) Anderson DJ. Surgical site infections. Infect Dis Clin N Am. 2011; 25: 135-3.

I. 感染症診療大原則

CHAPTER 003:
これだけは知っておこう 細菌検査, 感受性試験の解釈法

検体提出の基本

　細菌感染症では適切な検体提出が鍵となります．必ず**「抗菌薬が入る前」**に適切な検体を提出するのが肝心でした．

　おさらいですが，「フィーバー ワークアップ3点セット」がありましたね．熱のワークアップでは，これがほぼ最低限必要になります．

❶ 2セットの血液培養
❷ 胸部レントゲン写真
❸ 尿検査, 尿培養

　血液培養のおさらいというか，もう少し詳しめにご説明します．

- 血液培養は異なる皮膚から1回採血あたり20cc, 嫌気ボトル, 好気ボトルにそれぞれ10ccずつ分注します．採血時に空気が入らないよう，嫌気ボトルから入れるのがポイントと教えられますが，このプラクティスの妥当性はよくわかっていません．これを2回繰り返します（2セット）．今は保険もきくので大丈夫！　でしたね．よかった♡
- なお，血液培養ボトルの頭はキャップがついていますが，滅菌処理はされていないので，必ず清潔アルコール綿で拭いてから針を刺しましょう．
- 採血時にはアルコールで皮膚をきれいにし，そのあとポビドンヨードで消毒し，これが乾燥するまで待ってから採血するのが良い方法（コンタミネーションを最小限に抑える方法）です．
- 手袋については諸説ありますが，清潔な滅菌手袋をおススメします．あと，マ

- スクをしないと唾がとびますので，これもぜひ．
- ICUの患者とかで，しばしば鼠径部が採血部位になっていますが，これは清潔でないのでなるだけ避けた方がよいです．やはり肘がオススメです．
- カテーテルからの逆流採血もできるだけ避けた方がよいです．どうしてもという場合も，必ず1セットは「皮膚」から採血しましょう．
- 動脈からとっても静脈からとっても検出率は変わらないと考えられているので，できるだけ痛くない静脈採血のほうがおススメです．
- 間違っても，1回採血，4本のボトルの分注……にするのは止めましょう……時々，見ます．
- 「カテ先培養」は「小手先培養」です．カテにくっついている菌がみつかっても，それが感染症を起こしているとは限りません．カテ先培養が「使える」事例はゼロではありませんが，あくまでマニアックな感染症屋の話です．検査技師さんの苦労を減らすためにも，ぜひカテ先培養は小手先培養，を標語にして，やめましょう．

喀痰培養

- 高齢者などで痰がでにくいときは，5％食塩水（生食にあらず！）で吸入するとぽこっとでてくることがあります．10%NaCl溶液と注射用水を混ぜてそれを超音波ネブライザーで吸入させます．
- 挿管されている患者なら，下気道の吸入検体を用います．

尿培養

- 必ず尿検査とセットで出しましょう．
- 尿カテーテルのチューブから採尿します．バッグからとってはいけません……とナースにお伝えください．
- 週末夜間に尿培養受け付けてなければ，尿を冷蔵庫に入れて，テステープを使うという方法があります．ただし，ちゃんとナースステーションの合意を得る必要があります．ジュースの隣に尿がある……はいけません．あと，髄液とか喀痰は原因菌が死にやすいので冷蔵庫はダメです．あくまで尿限定です．

内科医だったらここで「必ずグラム染色」となりますが，ぶっちゃけ，外科の先生は検査技師さんや感染症の医者に「丸投げ」でよいと思います（もちろ

ん外科医の先生によるグラム染色も大歓迎です)．

便培養
- 基本，外科の病棟では「必要ない」と思ってください．下痢患者ではCDトキシンなどで偽膜性腸炎のワークアップをします．

創部培養
- 皮膚や潰瘍のスワブ擦過は原因菌と合致しない可能性が高いのでやらないほうがよいです．膿はスワブではなく，注射器で吸うと嫌気性菌が死ににくいです．嫌気ポーターにも必ず入れましょう．

術中検体
- ぽちゃん……とホルマリンにつける前に，培養検体を生食にくるんで検査室に送ってください．リンパ節とかなら，一般細菌，真菌，抗酸菌の「3点セット」でいけることが多いですが，各論的に困ったら感染症屋か検査室に電話するのがよいでしょう．

MICの縦読みは止めよう

さあ，細菌検査をオーダーしたら，数日で菌名と感受性試験の結果が返ってきます．

そのときにやってはいけないのが「MICの縦読み」です．これは最小阻止濃度（minimum inhibitory concentration）の数字を「縦に」読んで，いちばん数値の小さな抗菌薬が正しい抗菌薬，と判断してしまうことです．

実際には各抗菌薬の血中濃度はバラバラですし，MIC以外にも検討しなければならない項目はたくさんあります．なので，これもぶっちゃけ，MICの数字は「無視」で結構です．後に述べる「マニアックな耐性菌」を除けば，「S感受性あり」であれば，選択肢に入れる，「IやR……中等度耐性や耐性」なら使わない……くらいの気持ちで大丈夫です．

確かに，一部の連鎖球菌などでMICの数字が重要になることはありますが，外科患者でこのようなマニアックな問題が生じることはめったになく，またそういうケースの場合はオタクな感染症屋といっしょに治療するのが望ましいとぼくは思います．

似たような名前を「いっしょにしない」

　これは内科医でも多いのですが，「似たような名前の菌は，だいたいおんなじでしょ」と思ってはいけません．「似て非なるもの」は案外多いのです．それでなくてもばい菌は名前が多くてややこしいのに，厄介ですね．

　例えば，カンジダという真菌がいます．C. なんとかと書いてありますが，それぞれのカンジダで感受性が異なります．*C. albicans* がいちばんよく見つかるカンジダですが，*C. glabrata* とかだと，*albicans* で使えたジフルカン（フルコナゾール）が使えません．この場合はファンガード（ミカファンギン®）などが選択肢になることが多いです．

　例えば，腸球菌．腸球菌はバンコマイシン，と教わっている先生もいるようですが，*Enterococcus faecalis* と *E. faecium* の2種類では異なります．なんかどちらも似たような名前なので間違えやすいですね．ちなみに，faecalis も faecium も原義は「うんこ」です．伊○園から「朝の Yoo フェカリス菌」というドリンクが販売されていますが，ぼくにはそのセンス，理解できません（http://www.itoen.co.jp/products/list/products_detail/lineup/id=22525&cid=2008）．

　faecalis はほとんどの場合ビクシリン（アンピシリン）感受性があり，これが第一選択薬になります．faecium はたいていバンコマイシンが第一選択薬です．ちなみに，腸球菌はカルバペネムが効きにくいことも多いので，要注意です．カルバペネムは，腸球菌感染症では原則使わない方がよいでしょう．

サンフォードガイドを活用しよう

　て，こんな面倒くさいこと覚えられへんわ．とブーイングがくることもあります．自慢じゃないですが，ぼくも記憶力のなさには定評があるので，「覚えられへんわ」の不満にはまったく同感です（最近，とくに悪化が激しいです）．

　そこでおススメなのが「サンフォードガイド」です（http://www.sanfordguide.com/）．あの表紙に「熱病」と書いてあるハンドブックです．

　サンフォードには主な菌と抗菌薬の効き具合が表になっていて，これを見ればどの菌にどの抗菌薬が「通常効く」「通常効かない」かがすぐにわかります．日本語版も出ていますし，(英語版だけど) スマートフォンのアプリにもなっています．

　ぼくも菌と抗菌薬の組み合わせで「記憶があやふや」なときは必ずサンフォー

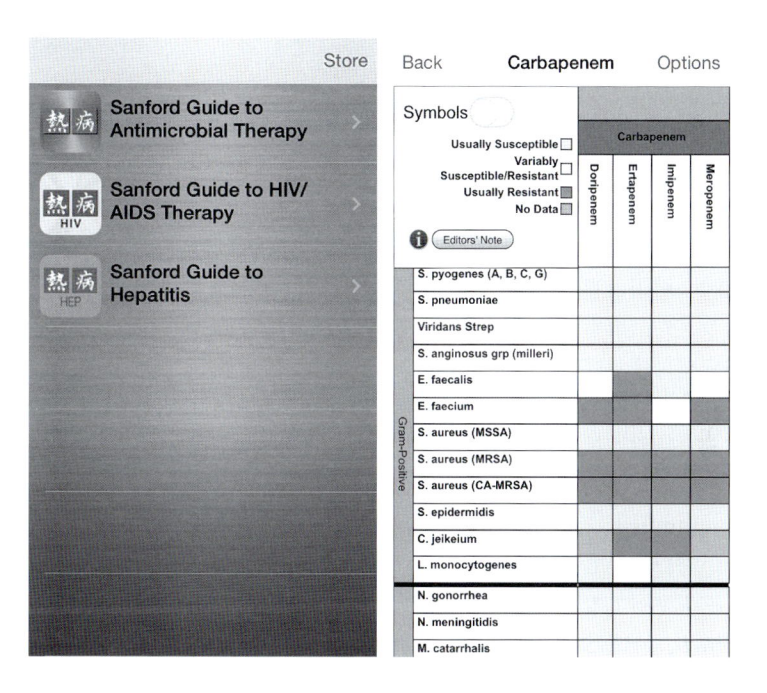

ドの表を使って確認しています．ほら，これを見れば，腸球菌にはカルバペネムが「いまいち」なことは一目瞭然ですね．

　まあ，確かにサンフォードにも欠点はあります．最大の欠点はこれが「アメリカのマニュアル」なために，日本とは菌の感受性が異なることがときどきあるのです．でも，マニアックな感染症屋ならともかく，普通の診療ではそれほど大きな問題にはならないことが多いです．まずはサンフォードで一般的な感染症に対峙することがおススメです．

ちょっとマニアックな耐性菌たち．感受性試験を鵜呑みにしないために

　近年はいろいろな耐性菌が増えています．アルファベットばかりでややこしいです．KPC だの NDM-1 だの，なんやねん，て感じです．
　ただし，一般的な外科領域において注意しておくべき耐性菌は，ずばり，2種類しかありません．なぜかというと，これら以外は「たいてい」感受性試験を見れば，「そのまんま」選択する抗菌薬がわかるからです．MRSA とか MDRPとかの名前を知らなくても，感受性試験の結果を見れば妥当な判断は（たいて

い）可能です．

　ただ，2つだけ感受性試験の解釈が難しい耐性菌がいるのです．逆に言えば，これだけ抑えておけば大丈夫ってことです．

　その2つとは，**ESBL 産生菌**と **AmpC 過剰産生菌**です．

　この2つは感受性試験の結果をそのまま鵜呑みにはできないことがありますから，要注意．しかも，ICU など外科患者でもしばしば見られます（他にも感受性試験の結果が当てにならないことはあります．例えば，腸チフス患者のサルモネラとか．でも，こういうマニアックなのは外科病棟ではまれで，オタクな感染症屋に任せておけばよいでしょう）．

　さて，ESBL 産生菌とは何か．日本語では基質拡張型βラクタマーゼと言います．基質特異性拡張型……て訳語も見たことありますが，「特異性」の意味がわからないので，却下（漢字長いの嫌い！）．英語では extended-spectrum beta-lactamases といい，頭をとって ESBL，イーエスビーエルという全く覚えにくい呼び方をします．

　基質拡張型ってなんのこっちゃ……ですが，もともと ESBL はペニシリンだけぶっ壊す，「ペニシリナーゼ」だったんです．ところが，セフェムなど他のβラクタムも壊すように，壊しっぷりが「拡張された」ので「スペクトラムが拡張型（extended spectrum）」なのです．

　で，この ESBL 産生菌は，感受性があるはずのセファロスポリンとかが効かなかったりして，なかなか面倒なんです．確実に治療できるのはカルバペネムですが，日本の ESBL はセフメタゾールでも治療できる可能性が高いです（現在，神戸大でデータをまとめてますが，たいていセフメタで治ります）．ただし，感染症屋がいない場合は，安全パイをとってカルバペネムが妥当かもしれません．

　問題は，どうやって ESBL 産生菌を見つけるか，です．これはなかなか難しい．なので，アメリカとかはもう「ESBL 探すのやめじゃ！」とキレてしまい（？）疑わしい菌はみんなカルバペネム，になってしまいました．アメリカの医療は案外，全体主義的です．ゼンターイ，右へ倣え．

　で，日本の場合は良くも悪くも「施設によってバラバラ」．感受性試験をそのまんま出しているところもあれば，ESBL を探して「これ，ESBL ですよ」と教えてくれる技師さんもいれば，「結局これは使えませんよ」と感受性試験を「改訂」してくれる技師さんまで……なので，検査室に電話をして，「うちのやり方」を聞いておくのがよいと思います．

いちばんシンプルな「ESBL の疑い方」は，クレブシエラ，大腸菌など ESBL を持っていやすい菌で，

❶ 3 世代セフェムの「どれか」が「R」
　かつ
❷ セフメタゾールが S

のときです．つまり，CTRX, CTX, CAZ のどれかが R，CMZ が S のパターン．これは ESBL を強く疑います．ただし，この話には例外はあるので，「あれ？」と思ったら検査室に電話するのが一番です．院内に検査室がないときは，院内外の感染症屋に電話してもよいと思います（神戸大でもオッケーですよ）．

次に AmpC 過剰産生菌．これも β ラクタマーゼ産生菌ですが，ちょっとしか作ってないときは問題なし，たくさん作るとヤバい，という「程度問題」な β ラクタマーゼです．エンテロバクターとかシトロバクターなんかで多いです．で，その「ぶっちゃけな」見つけ方は

CMZ が耐性

です．こういうときは 3 世代セフェムは使わず，マキシピーム® (セフェピム）のような 4 世代セフェムが第一選択となります．

細菌検査室を活用しよう

さて，察しの良い方はお気づきかもしれませんが，**細菌検査室ってとても大事なんです**．そしていろいろなことを教えてくれます．

ぼくは研修医の時，毎日検査室に通うよう教えられましたし，感染症のフェローになってからもそれは続きました．今でも検査技師さんから教わることはたくさんあります．

プロの感染症屋すらそうなのですから，みなさまも検査室から得られる情報はたくさんあると思います．ちょっと気になったら気軽に検査室に相談しましょう．「そういう文化がない」病院がたくさんあるのも承知しています．でも，文化とは創造し，築き上げていくものなのです．

まとめ

- 感染症診療には適切な細菌検査が重要
- MIC の縦読みはやめよう
- 似たような菌をいっしょにせず,サンフォードガイドを活用しよう
- ESBL と AmpC に要注意
- 細菌検査室を活用しよう

❖文献

1) 佐竹幸子. 細菌検査結果の読み方・解釈の仕方. In: Step Up 式感染症診療のコツ 初期研修から後期研修まで. 東京: 文光堂; 2013.
2) 岩田健太郎. In: 系統看護学講座 アレルギー 膠原病 感染症. 東京: 医学書院; 2008(看護学生向けの教科書ですが,検体の出し方とかはこういう本は詳しいです.ちなみに感染症部門はぼくらが担当しています.ちなみにちなみに,アレルギーや膠原病とセットで感染症を語るのはもうやめにして,1冊丸ごと感染症……にしてほしいです.ほんと,日本では感染症って扱い小さすぎだよ).

I. 感染症診療大原則

CHAPTER 004:

抗菌薬使用の大原則
基礎編　その1：βラクタム薬

　世の中にはたくさんの抗菌薬があります．ここではザックリ，外科の先生に必要な抗菌薬に絞って話をすすめていきます．

抗菌薬のグループを知ろう

　世の中には2種類の人間がいます．「世の中の人間を2種類に分ける人間」と「そうでない人間」です．ま，ジョークはさておき，「2分割」は頭の整理には便利なものです．
　さて，抗菌薬も2種類に分類しましょう．それは，

βラクタム系
と
そうでないもの

です．ええーっ，そんなに大雑把でいいの？　というブーイングがきそうですが，いいのです．基本的にぼくらが病棟で抗菌薬を使うときは，

基本，βラクタム系

で，

ときどき，それ以外

なのですから．

> **βラクタム系**

　βラクタム系は，ペニシリン，セファロスポリン，カルバペネムの3種類に分類されます．この中で特に外科領域で用いやすいものだけを，構造式や作用機序みたいなものもすっ飛ばして，「使い方」に限定して解説します．副作用については「よくある，気をつけるべき」副作用に限定します．限定，限定．

1. ペニシリン系抗菌薬

【注射薬】

◎ ペニシリンG®　PCG

　一番基本となる「最古の」抗菌薬の1つです．そんな古いもん，使えんのか？　というツッコミがきそうですが，もちろん使えます．特に外科領域では連鎖球菌による感染性心内膜炎の治療で重宝します．

Rp:　ペニシリンG® 400万単位を4時間おき，1日量2,400万単位

というように用います．
　ペニシリンG®は以前は筋注しかできませんでしたが，添付文書の改訂で点滴薬としても用いられるようになりました（世界的には常識なんですけど，日本はこういうの，とても遅いんです）．ちゃんと心内膜炎にも適応があります．
http://www.info.pmda.go.jp/go/pack/6111400D2039_1_09/
　ペニシリン系の抗菌薬の最大の問題点はアナフィラキシーショックですが，頻度はまれです．むしろ病棟でよくみるのは血管痛や血管炎．これは中に入っているカリウムのせいです．腎機能の悪い人は高カリウム血症にならないようときどき点検することも大事です．血管痛がひどいときは，代替薬として次にあげるビクシリン®（アンピシリン）を使います．

◎ ビクシリン®（アンピシリン）　ABPC

　ビクシリン®はペニシリンG®の代替薬としてよく用います．典型的な投与量

は

Rp: ビクシリン® 2g　6時間おき，1日量 8g

です．

　ええ？　8g？　そんなに大量に使うの？　という声が聞こえてきそうです．ええ，そんなに大量に使うんです．添付文書には「1日量 1〜2g を 1〜2回に分けて」と書かれていますが，これは真っ赤なデタラメです．半減期が1時間程度しかないビクシリン®は頻回投与しなければ効果が期待できません．これは，一部の例外を除くすべてのβラクタム薬に共通する「原則」です．

　大丈夫，添付文書には「年齢，症状により適宜増減する」と書かれています．適宜増量してください．薬理学的に，正しく．

　ビクシリン®は「感受性があれば」多くのグラム陽性菌や大腸菌に効果があります．外科領域では，たぶん初回から使うことはめったにありません．

　血液培養が返ってきて，原因菌がビクシリン感受性があればこちらに変えます．これを de-escalation といいます．

　ビクシリン®の副作用はペニシリン同様，アナフィラキシーが問題になります．あと，これもアレルギーなのですが，まれに間質性腎炎が起きることもあります．「ビクシリン®を大量に使うと腎機能が悪くなるのでは」と心配される先生がいますが，腎機能低下の原因は「アレルギー」なので，4g も 8g も大差ありません．「そんなの関係ねえ（死語）」なのです．

　さ，次行きますよ．まだまだたくさんあるのでサクサク行きます．

◎ ユナシン®，スルバシリン®（アンピシリン・スルバクタム）　ABPC/SBT

　これはビクシリン®にβラクタマーゼ阻害薬のスルバクタムを加えたものです．βラクタマーゼを作る耐性菌にも効果があり，腸内のグラム陰性菌，嫌気性菌に効果的です．黄色ブドウ球菌（MSSA）にも効果があります．

　というわけで，肺炎，二次性腹膜炎，胆管炎，胆嚢炎，糖尿病足感染などいろいろな感染に用いることが可能です．婦人科の術後感染症は，たいていこれでいけます（後述　156ページ）．腹部などの術中抗菌薬としても使用可能なのは，すでに申し上げた通りです．

　典型的な使い方は，

Rp: ユナシン®（スルバシリン®） 3g　6時間おき，1日量 12g

　これも最近添付文書が改訂され，以前と異なり**頻回投与，大量投与が可能になりました**．抗菌薬の添付文書情報は近年，どんどん改訂されています（昔のが「デタラメ」だったせいです）．薬剤師さんと相談したりして，最新の情報をゲットし続けることが大切です．気をつける副作用は，他のペニシリン系と同じです．

◎ ペンマリン®（ピペラシリン）　PIPC

　これは，「**緑膿菌に効果がある**」のが売りのペニシリンです．したがって，「緑膿菌感染を疑ったとき」限定で用います．典型的な使い方としては，

Rp: ペンマリン® 4g　6時間おき，1日量 16g

使います．
　これも添付文書には「1日2〜4g」となっていますが，「難治性又は重症感染症には症状に応じて，1日8gまで増量」と追記されています．実は，適切な最大量は4g×4回なので16gです．その証拠に後述するゾシンのピペラシリン成分は最大16gです．ここがヘンだよ，日本の添付文書……の一例（注：2015年1月，本項校正時にようやく1日16gのピペラシリンが認められました！）．
　ぶっちゃけ，**ペンマリン®を「初回から」使うことは外科領域ではまれです**．de-escalation として使うくらいでしょう．あと，市中感染症に使ってはいけません（緑膿菌が原因のことはまれなので）．
　前述のように，なぜか術中抗菌薬としてペンマリン®が選択されることがありますが，MSSAへの効果がイマイチなのでお勧めしません（SSI予防の項　9ページ参照）．実は神戸大でも以前は術中抗菌薬として使われていたのですが，外科系の教授の先生たちに相談してぜーんぶセファゾリンに替えていただきました．
　気をつける副作用は，他のペニシリン系と同じです．

◎ ゾシン®（ピペラシリン・タゾバクタム）　PIPC/TAZ

　ペンマリン®にβラクタマーゼ阻害薬のタゾバクタムを加えたものです．「緑膿菌にも効く，ブロードなユナシン®」という理解でよいと思います．基本的には，カルバペネムの使い過ぎを抑えるために，「カルバペネム一歩手前」の院内感染症，例えば肺炎とか腹部の感染症にエンピリックに用います．

Rp:　ゾシン® 4.5g　6時間おき，1日量 18g

となります．
　気をつける副作用は，他のペニシリン系と同じです．

【経口薬】

◎ サワシリン®（アモキシシリン）　AMPC

　経口のビクシリン®，という位置づけです．消化管からの吸収もとてもよく，経口抗菌薬の優等生です．外科領域ではビクシリン®からの経口スイッチとして使うことが多いでしょう．

Rp:　サワシリン® 500mg　1日3〜4回

という使い方が多いです．気をつける副作用は，他のペニシリン系と同じです．量が多いと下痢する人もわりといます

◎ オーグメンチン®（アモキシシリン・クラブラン酸）　AMPC/CVA

　経口版のユナシン®，と考えればよいでしょう．βラクタマーゼ阻害薬のクラブラン酸が入っています．誤嚥性肺炎やユナシン®で治療していた感染症の経口スイッチとしてよく用います．犬や猫に咬まれたときの動物咬傷の予防薬や，汚い外傷，開放骨折の予防的抗菌薬としても活用できます．救急外来で重宝する抗菌薬です．
　ただ，日本のオーグメンチン®はクラブラン酸の比率が高く，このまま使う

と下痢の副作用が強く出てしまいます．そこで，

Rp: オーグメンチン®（250mg）1錠に加えサワシリン®（250mg）を2カプセル……を1日2回

の内服で，海外と同じオーグメンチンの配合比に調整します．これを俗に「オグサワ」とよんでいます．だれが名付けたんやろ．

小児用（クラバモックス®）はアモキシシリンとクラブラン酸の配合比が14：1なので問題ありません．

配合比を直しても，下痢の副作用が問題になる人は，ときどきいます．

ペニシリン系はこんだけです．さ，次セファロスポリン行きます．

2．セファロスポリン

【注射薬】

◎ セフマゾン®（セファゾリン） CEZ

いわゆる第一世代のセフェムの代表です．**黄色ブドウ球菌（MSSA）に対する日本最強の抗菌薬です**（海外にはもっと強いのがいますが）．よって，術中抗菌薬のファーストチョイスでもあります．

Rp: セフマゾン® 1～2g　8時間おき

というふうに使います．術中の場合は3～4時間おきだったことには注意が必要です（10ページ）．

皮膚軟部組織感染症，MSSAによる心内膜炎，（感受性のある）尿路感染など，いろいろな感染症に使えます．ただし，髄液移行性は低いので髄膜炎には使えません．

副作用はペニシリン同様アナフィラキシーが問題ですが，ペニシリンよりさらにまれです．あんまり副作用で困ったことないなあ，そういえば．

◎ ロセフィン®（セフトリアキソン） CTRX

　ずばり，世界で一番販売額の高いセフェムです．いわゆる3世代に位置し，**グラム陽性菌，陰性菌，バランスよく効果があります**．が，緑膿菌などには効かないので，院内感染症には使いにくいです．市中肺炎，市中尿路感染などに用いられます．1日1回投与が可能なので，在宅とか外来でも応用可能です．

Rp: ロセフィン® 1～2g 1日1回

などと用いますが，重症感染症では12時間おき投与となります（例えば，髄膜炎）．

　ほとんどの抗菌薬は腎臓から排泄されますが，ロセフィン®は肝臓から代謝されるのが特徴です．なお，ロセフィン®は副作用として胆石を作ることがあるのが，難点です．

　さて，肝硬変がひどくて血中濃度が読みにくいときは，次に出るセフォタックス®を使います．

◎ セフォタックス®（セフォタキシム） CTX

　ようするに，**肝機能が悪かったり胆石があったり**でロセフィン®が使えないときの「代役」です．腎代謝性です．

Rp: セフォタックス® 1～2g 8時間おき

と使います．皮疹とかがときどき起こりますが，「特徴的な」副作用はあまりありません．

◎ モダシン®（セフタジジム） CAZ

　緑膿菌に効果があるのが特徴のセフェムです．ただし，グラム陽性菌にはほとんど効果が期待できません．院内感染症のエンピリックな抗菌薬としても，緑膿菌感染症の治療薬としても使えます．

Rp: モダシン® 1～2g 8時間おき

と使うのが典型的です．これも皮疹とかがときどき起こりますが，「特徴的な」副作用はあまりありません．

◎ マキシピーム®（セフェピム） CFPM

いわゆる「第4世代」に位置する抗菌薬です．4＝1＋3……つまりセフマゾン®＋モダシン®だと思ってください．ブドウ球菌のようなグラム陽性菌にも，緑膿菌を含むグラム陰性菌にも効くのです．**「カルバペネム未満」の院内感染のエンピリック治療薬**としてもよく用いられます．4世代セフェムは他にもいろいろありますが，臨床データも実績もマキシピーム®を超えるものはないので，これでまとめちゃいます．

マキシピーム®はAmpC過剰産生菌という特殊な耐性菌に対するファーストチョイスであり，ここにこの抗菌薬の最大の特徴があると思います．通常は

Rp: マキシピーム® 1～2g 12時間おき

のように使います．

マキシピーム®の最大の問題点は**「セフェピム脳症」**とよばれる中枢神経副作用があることです．特に腎機能が悪い患者では要注意です．

【経口薬】

じゃじゃーん，ぶっちゃけ発言，行きます．
経口セフェムで外科医の先生が知っておくべきは，

ケフレックス®（セファレキシン） CEX

だけ．**以上，おしまい．**

本当です．**外科領域の感染症では，フロモックス®もメイアクト®もバナン®もセフゾン®もトミロン®も必要ありません（きっぱり！）．**これらのいわゆる

「3世代セフェム」は日本では異常なまでに頻用されていますが，体内への吸収が悪く，CDI のリスクも高く，感染微生物にもうまくフィットしていない「役に立たない抗菌薬」たちです．内科医のぼく自身，これらを処方することはまったくありません．

ケフレックス®なんて古い薬，うちにはおいてないよ，という先生．ぜひ病院採用薬に入れてもらってください．これ「だけ」が必要な経口セフェムなのですから．

「3世代」セフェムがほとんど消化管から吸収されないのに対して，ケフレックス®のバイオアベイラビリティはとても素晴らしくほとんど体内に吸収されます．MSSA にも効果があり，口腔内の多くの菌にも効果がありますから，**整形外科，形成外科，皮膚科，歯科口腔外科などいろいろな領域で活用できます．**薬価と抗菌薬の価値は必ずしも相関しないのです．収入の多い医者が，必ずしも価値の高い医者ではないのと同じように．それに，安い薬ってのは患者にとっては福音でしょ．薬価が高い薬を使ったからって先生の給与が上がるわけじゃないですからね．

この経口「3世代」セフェムの誤用は日本感染症診療の最大の欠点のひとつです．怖い怖い整形外科領域の感染症，化膿性関節炎とか骨髄炎とかにフロモックス®やメイアクト®が出されているのを見ると，ぼくは発狂して卒倒して，心臓が止まりそうになります．ほんと．「わざわざ」治しにくいオプションを選択するなんて，「ありえません！」

3. カルバペネム

日本にはいろいろなカルバペネムがあります．チエナム®（イミペネム・シラスタチン），メロペン®（メロペネム），カルベニン®（ビアペネム），オメガシン®（パニペネム），フィニバックス®（ドリペネム）……なんと経口薬（テビペネム）まであります．

では，じゃじゃーん，ぶっちゃけ発言，いきます．

それぞれのカルバペネムには細かい違いがありますが，それは**臨床上ほとんど気にしなくてよい**くらいの些細な違いです．外科系なら

メロペン®（メロペネム） MEPM

1剤あれば，十分でそれ以上，他のカルバペネムに手を出す必要はありません（ただし，感染症屋がみるマニアックな感染症では使い分けが必要なことがあります）．チエナム®はけいれんの副作用が問題になることがあり，カルベニン®やオメガシン®は臨床データが圧倒的にメロペン®より少ないです．フィニバックス®は肺炎に対する効果が十分でなく，アメリカでは肺炎に対する使用は承認されていません．チエナム®より死亡率が高かった，という臨床研究もあり，アメリカのFDA（食品医薬品管理局）からは警告が出ています．http://www.fda.gov/Safety/MedWatch/SafetyInformation/SafetyAlertsforHumanMedicalProducts/ucm388328.htm

　てなわけで，外科領域において必要なカルバペネムは

メロペン®（メロペネム）

だけ，ってことです．使い方は，

Rp: メロペン® 1～2g　8時間おき

です．これも近年，添付文書がどんどん変化して最大投与量が大きくなっています．

　カルバペネムは一番ブロード（広域）な抗菌薬で，よってよく使われやすいのが特徴です．しかし，広域に過ぎるために使い過ぎは耐性菌惹起の原因ともなります．近年，カルバペネム耐性菌のアウトブレイクが医療機関で報告されていますし，感染対策加算を病院が得るためにもカルバペネムの適正使用は必須です（まあ，加算のための……ってのはどうかとも思いますが）．

　で，ここでやはり「原則」です．

原則1　市中感染ではよほどのコトがない限り，使わない

　「よほどのコト」というのは死にそうな壊死性筋膜炎とか，「ここを外すと患者が確実にもっていかれる」という状況のことです．

原則2　院内感染でも，ゾシン®やマキシピーム®などを第一選択にする

もちろん，これもケースバイケースですが，「とりあえずメロペン®」とメロペン®を最初のビールみたいに使わない方がよいです．

原則3　カテ感染のファーストチョイスはバンコマイシンにする

これはよくある失敗例で，カテ感染の最大の原因菌は耐性ブドウ球菌（MRSAなど）であり，メロペン®は効きません．重症例ならグラム陰性もカバーするためメロペン®を「足す」ことはありますが，ここでもバンコは併用しなくてはなりません．

こんな原則で，まずは「今使っているメロペン®を3割減らす」くらいを目標にすると，いい感じで適正使用になると思います．

これでβラクタム薬はおしまい！　次回は「その他」をやります．もちろん，これだけで「抗菌薬がわかった」つもりになるのはさすがにヤバいので，参考図書を

端正な文章がお好きな方は，
矢野晴美「絶対わかる抗菌薬はじめの一歩」羊土社　2010

端正な文章だと眠くなる方は，
岩田健太郎，宮入 烈「抗菌薬の考え方，使い方ver.3」中外医学社　2012

がオススメです．

なお，経口3世代セフェムが必要ないってホント？　という方には，
岩田健太郎「99.9%が誤用の抗生物質　医者も知らないホントの話」光文社新書　2013
をご参照ください．ここにその理路が丁寧に説明されています．ホントですよ．

I. 感染症診療大原則

CHAPTER 005:

抗菌薬使用の大原則
基礎編　その2：その他の抗菌薬たち

キノロン系抗菌薬

キノロン系については

クラビット®（レボフロキサシン）　LVFX

だけ抑えておけばよいと思います．注射薬，点滴薬ともにあります．日本には他にもいろいろなキノロン製剤が出ていますが，どれも五十歩百歩で，そのくせ臨床データや副作用情報は十分ではありません．感染症屋はこれに加えてシプロ（シプロフロキサシン）も併せ微妙に使い分けていますが，注射薬の水負荷が大きくなる，血管痛があるなど決して使いやすい薬ではありません．**ぶっちゃけ，シプロにできることはクラビット®でもたいていできるので，この1剤だけでよいでしょう．**

　さて，注射薬のクラビット®ですが，外科領域の患者さんでは，エンピリックな治療薬としては普通用いません．感受性試験が返ってきて，あれやこれやのβラクタム薬が耐性で……あるいは副作用で使いにくくて……のときにクラビット®の出番になります．

Rp:　クラビット® 500mg　1日1回

のように使います．なお，経口薬もまったく同様に使います．
　キノロンは尿路感染（UTI）によく用いられます．あと，クラビットのようなキノロンは俗に「レスピラトリー・キノロン」とよばれ，呼吸器感染症にも使えます．

ただし！

日本ではキノロンの使い過ぎで，UTI の最大の原因大腸菌の耐性菌が増えています． 例えば，神戸大学病院 2013 年前期のアンチバイオグラムによると，ESBL 非産生大腸菌のクラビット®に対する感受性は 75.6％，ST 合剤（バクタ®）のそれは 85.1％ でした．ESBL 産生菌だとさらに差はひろがります．バクタ®で 57.0％ あった感受性が，クラビット®だと 19.4％ しかなかったのです．

というわけで，クラビット®が尿路感染に使えるかどうかは，自分の病院の「ローカルファクター」を確認する必要があります．アンチバイオグラムのない病院は，細菌検査室に問い合わせるのがよいかもしれません．

あと，肺炎だと思っていたら，実は結核だった……のケースもよく見ます．キノロンは結核菌に効果があるので（でも数日のキノロンでは結核は治癒しないので），診断の遅れや耐性菌の増加の原因となります．日本はまだまだ結核が多い国なので，**「結核がない」ことを確認してキノロンを使いたいものです．**「腰が痛い」という理由で尿路感染とされてキノロンが出されていたら，実は結核性脊椎炎（いわゆる脊椎カリエス）だった……という話もあります．「3 点セット」で必ず確認するのが大事な理由はこんなところにもあります．

あと，キノロンは意外に副作用が多いことにも要注意です．めまいなどの中枢神経症状，QT 延長に伴う不整脈，アキレス腱断裂など軟部組織障害がとくに有名です．クラビット®は安全な薬，と思われがちですが，印象だけでものを判断するのは危険です．大事なのはリアルなデータです．

他の薬との相互作用も多く，特に免疫抑制剤の使用時には注意が必要です．今はスマートフォンアプリで薬の相互作用は簡単にチェックできますから，キノロンを使う前は，必ずこれをチェックするのが医者としての「たしなみ」です（相互作用は数が多すぎて暗記はとてもできません）．ePocrates がおススメですが，他のアプリでもよいと思います（http://www.epocrates.com/）．

マクロライド系抗菌薬

はい，マクロライドで外科系の先生が知っておくべきは，

アジスロマイシン　AZM

だけです．他のマクロライドは消化器症状などの副作用が多かったり，薬物相

互作用が複雑だったり，臨床データが不十分だったりで，一般的な外科系の患者さんには必要ありません．

アジスロマイシンも経口薬と注射薬があります．産婦人科や泌尿器の先生には性感染症（STD）の治療薬としても知られていますね．アジスロマイシンはクラミジアやマイコプラズマといった「非定型菌」に効果があるのが特徴です．

それ以外で，外科の領域でことさらにアジスロマイシンを使うこともまれなので，説明はこれだけです．STDについては項を改めてご説明します．

MRSAに効く薬

これにはバンコマイシン，テイコプラニン，リネゾリド，ダプトマイシン，チゲサイクリン，アルベカシンなどいろいろあります．外科領域で最低知っておきたいのは，

バンコマイシン　VCM
ザイボックス®（リネゾリド）　LZD
キュビシン®（ダプトマイシン）　DAP

の3つです．テイコプラニンは少々マニアックですし，テイコプラニンにできることはほとんどバンコマイシンでもできるので割愛です．チゲサイクリン，アルベカシンはよけいな菌を殺したり，副作用が問題だったり，臨床データがなかったり，「効かない」という臨床データがあったりして，少なくとも外科系の患者では必要ない薬です．

で，考え方としてはどれもMRSA感染に用います．外科系患者のアルゴリズムとしては，

基本，バンコマイシン

でいきます．ただし，腎機能が急速に悪化している場合（クレアチニンが高いだけなら，必ずしも禁忌ではありません），重度の皮疹など副作用が強い場合（軽度の皮疹は「レッドマン症候群」といってゆっくり落とすだけで消失するものか，抗ヒスタミン剤などの投与でなんとかひっぱれます），その他の理由でバンコマイシンが使えないときには，

キュビシン®（ダプトマイシン）

でいきます．ただし，MRSA肺炎はキュビシン®は使えないので（バンコは使えます），

ザイボックス®（リネゾリド）

を用います．キュビシン®は肺のサーファクタントに不活化されてしまうため，肺炎に使ってはいけないのです．
　こういう考え方で，だいたいよいと思います．

Rp: バンコマイシン　1g　12時間おき（腎機能正常な成人）

で，4回目の投与直前で血中濃度（トラフ値）を測ります．15〜20μg/mLの間ならだいたい大丈夫です．ピーク値を測定する必要はありません．
　昔はバンコマイシンのトラフ値はもっと低かったのですが，近年この濃度では効かない菌が増えてきたため，目標トラフ値がアップしています．**古い情報のまんまだと危険なので気をつけましょう**（Liu C, et al. Clinical practice guidelines by the infectious diseases society of America for the treatment of methicillin-resistant *Staphylococcus aureus* infections in adults and children. Clin Infect Dis. 2011 Jan 4; ciq146）．昔の値で覚えている先生は気をつけましょう．

　キュビシン®，ザイボックス®の出し方は以下のとおりです．

Rp: キュビシン®（ダプトマイシン）　6mg/kg　1日1回
Rp: ザイボックス®（リネゾリド）　600mg　1日2回

　なお，ザイボックス®は経口薬があるのが特徴で，消化管からの吸収もよいので点滴薬に近い効果が期待できます．静菌性の抗菌薬であるザイボックス®は心内膜炎などには推奨度が低く，バンコマイシンやキュビシン®が優先されます．
　副作用としては，バンコマイシンは前述のレッドマン症候群や腎不全が問題になります．ただし，バンコマイシン単独で腎不全を起こすことはまれで，

NSAIDsやラシックス®の使い過ぎ，輸液が足りないなど他の要素が加味されていることが多いです．特に熱があるといってボルタレン®坐薬を連用していて，という事例をよく見ます．解熱薬も近年はカロナール®（アセトアミノフェン）のほうがおすすめです．キュビシン®は副作用の少ない抗菌薬ですが，CK上昇，ミオパチー，ときに横紋筋融解症が起きることがあります．あと，肝障害や末梢ニューロパチーにも要注意です．ザイボックス®はなんといっても血球減少がもっとも多い副作用で，とくに2週間以上投与していると起きやすくなります．

嫌気性菌に効く抗菌薬

　腹腔内感染症など，外科領域では嫌気性菌カバーが必要な感染症が多いです．すでに述べたものでは，

ユナシン®（アンピシリン・スルバクタム）
ゾシン®（ピペラシリン・タゾバクタム）
オーグメンチン®（アモキシシリン・クラブラン酸）
セフメタゾール
メロペン®（メロペネム，あるいはその他のカルバペネム）

が嫌気性菌をうまくカバーしてくれます．
　そのほかに，

ダラシン®（クリンダマイシン）　CLDM
フラジール®（メトロニダゾール）　MNZ

が嫌気性菌によく効きます．ダラシン®は「横隔膜より上の嫌気性菌」すなわち誤嚥性肺炎によく使います．**フラジール®は「横隔膜より下」すなわち腹部/骨盤部の感染症によく使います．**
　昔は「チエダラ」（チエナム®＋ダラシン®）とか「モダダラ」（モダシン®＋ダラシン®）とか，βラクタムにダラシン®をかませるやり方が（日本ローカルで）流行りましたが，ぶっちゃけほとんど意味はありません．もう止めましょう．

で，メトロニダゾールは注射薬がないのが問題でしたが，ようやく2014年承認されました！　よかった♡
http://www.pfizer.co.jp/pfizer/company/press/2014/2014_07_04.html
　アネメトロってなんかイケテナイ名前ですが，まあ，そんなことはどうでもよい．これで絶食患者の嫌気性菌カバーはとても容易になります．CDIも治療できますし，万々歳．
　ダラシン®はそのCDIのリスクが高くなるので，3世代セフェム，キノロン同様に注意が必要です．メトロニダゾールは末梢神経，中枢神経の様々な副作用の原因になります．とくに高齢者，中枢神経に基礎疾患のある患者では注意して使いましょう．

　で，他にも抗菌薬はたくさんあります．アミノグリコシドとか，テトラサイクリン系とか，アズトレオナムとか……でも外科領域で使うことはあまりないです．昔はよく「ダブルカバー」とかいってアミノグリコシドをかましていましたが，今ではそういうのが必要なのは心内膜炎などごくわずかになりました．アミノグリコシドを併用する場合の心内膜炎は，感染症屋と一緒に治療するのが妥当だと思います．
　繰り返しますが，ここでまとめたのは「必要最小限」なものだけです．これでは物足りない，という先生も多いと思いますから，そういう方は，

　端正な文章がお好きな方は，
　矢野晴美「絶対わかる抗菌薬はじめの一歩」羊土社　2010

　端正な文章だと眠くなる方は，
　岩田健太郎，宮入　烈「抗菌薬の考え方，使い方 ver.3」中外医学社　2012

をぜひどうぞ（しつこい）．

　というわけで，抗菌薬基礎編はこれでおしまい．次回から，その「具体的な使い方」と「よくある失敗のパターン」を検討します．

I. 感染症診療大原則

CHAPTER 006:

抗菌薬使用の大原則　臨床編

　さあ，それでは抗菌薬についての「お勉強」はこれくらいにして，実際の使い方について検証しましょう．

最大投与量を使う理由

　原則として抗菌薬は最大投与量使った方がよいです．それは，薬理学的，微生物学的に妥当と考えられる抗菌薬の投与方法です．
　ではなぜ，最大投与量が望ましい（ことが多い）のか．
　それは，期待されたような改善徴候を患者が示さなかった場合，それが「抗菌薬が外れている」せいなのか「量が足りないせい」なのか，判定できないからです．
　最初から最大投与量を使っていて，かつ患者がよくなっていない場合は，
　「これは抗菌薬，外れてんじゃないの」
という話になり，「別の抗菌薬に替えましょうか」ということが可能になるのです．
　これまでにも，何度か抗菌薬の添付文書の問題点については触れています．日本の昔の添付文書は本当にひどくって薬理学もなにもない，テキトーな代物でした．海外とは全然違う薬の使い方で，思いっきりガラパゴス状態でした．
　それでも近年になってようやく薬理学的（PK/PD）に妥当な添付文書になるよう，いくつもの改訂がなされ，ようやく大手をふってまっとうな感染症診療ができるようになりつつあります．
　どこの教科書だったか，「欧米のような抗菌薬投与量でなくても，少ない投与方法でもかまわない．筆者はそれで困ったことがない」とかいう文章を読んだことがあります．

でも，患者さんは困っていたと思いますよ．

ぼくは「抗菌薬を増やして」熱が下がらなかった患者が何人も治癒に至っていますから．系統的にたくさんの患者を診ていないからなのか，患者の診方に問題があるのか……どうしてこうガラパゴスになっちゃうんでしょうね．

いつも申し上げることですが，「グローバルである」ことは，欧米の真似をすることではありません．かといって，日本でしか通用しない理不尽な診療に走ることでもありません．

日本の医療がグローバルであるということは，「日本ではこれこれこういう事情で，こんなふうに治療をしていますよ」と海外の人に胸を張って自らのオリジナリティーを説明できることを言います．

例えば，2013年，胆道感染症の国際ガイドラインが発表されました．このガイドラインでは，「北米では耐性菌が多い」ことを理由に，アンピシリン・スルバクタム単独投与はしないように，と推奨していました〔Gomi H, et al. TG13 antimicrobial therapy for acute cholangitis and cholecystitis. J Hepatobiliary Pancreat Sci. 2013 Jan; 20(1): 60–70〕．

しかし，ぼくらは「日本では感受性のよい菌はまだまだ多いし，実際アンピシリン・スルバクタムで治療してもうまくいっていますよ．「国際」ガイドラインなんだから，北米の事情だけで決めるのはおかしいんじゃないですかね」とこのガイドラインに意見を述べました〔Iwata K, et al. Re: TG13 antimicrobial therapy for acute cholangitis and cholecystitis. J Hepatobiliary Pancreat Sci. 2014 Feb; 21(2): E10〕．で，「ま，それもそうだよね」というお返事をいただき，この議論は終了しました〔Gomi H, Solomkin JS. Response to re: TG13 antimicrobial therapy for acute cholangitis and cholecystitis. J Hepatobiliary Pancreat Sci. 2014 Feb; 21(2): E11〕．

このように，「日本の事情はこうなってますから，海外とは違うやり方で行きますよ」と国際的にも理解納得がいく形で説明できることが，「グローバルである」という意味なのです．

そして，科学の世界ではこのように，見解を交わしあう対話が重要です．哲学者の鷲田清一先生がおっしゃるように，コミュニケーションとは「その会話の後で，自分が変わる覚悟ができているような状態」の会話をいいます．そうやって，Aという見解とBという見解が議論され，さらによいもの（C）が生まれるのです．このプロセスが，哲学者のヘーゲルが説いた弁証法に他なりません．

残念ながら日本の医療界ではこのような科学的な議論がうまくいかないこと

が多いです．声が大きくて偉い人が（対話ではなく）演説をして終わり，ということが多いのです．こちらが意見しても，（ぼくの言うことは聞いてなくて）同じ話（演説）を連呼するだけ，というシチュエーションには何度も立たされました．ぼくの見解そのものに対する吟味は全くなされず，ただ自分の意見を演説するだけ．そこには「自分が変わる覚悟」など微塵もありません．

　話だいぶずれちゃいました．いずれにしても，抗菌薬は最大投与量いっといたほうが，あとで判断に困らなくてすみます．それは主治医にとって，そして患者にとっても決して悪い話ではないのです．

基本戦略　抗菌薬スタートの方法

　外科領域においても「原則」とか「基本戦略」というのはあるものと拝察します．抗菌薬使用にも当然，「原則」と「基本戦略」が必要です．

　抗菌薬は感染症の原因微生物を殺すのがその役割です．それだけが仕事です．だから，ピンポイントで原因微生物「だけ」を殺してくれるのが望ましいです．

　しかし，残念なことに，これから抗菌薬を始めるぞ，という時点では「なにがピンポイントで原因微生物を殺してくれる抗菌薬か」はわかりません．というか，多くの場合「何が原因微生物か」すらわかりません．困りましたね．

　そこで，仕方がないので最初はピンポイントじゃない形で治療を始めます．これをエンピリック治療とかエンピリカルな治療といいます．

　そして，培養検査と感受性試験の結果を見て，「ピンポイントな抗菌薬」にスイッチするのです．これを de-escalation といいます．

　では，どのようにしてエンピリックな治療薬を選択したらよいのでしょうか．まず，市中感染症と院内感染症に分類しましょう．

　外来や救急センターにやってくる「市中感染症」の患者では，薬剤耐性菌が問題になることは多くありません．もちろん，最近の入院歴があったりすると話は変わるわけで，なんにでも「例外」はありますけど．基本的には，市中感染症ではそんなに薬剤耐性菌は考えなくても大丈夫です．

　ただし，最初の抗菌薬が万が一間違うとそのまま「持っていかれる」ような超重症例ではその限りではありません．この場合は「万が一の耐性菌」も念頭において，ブロードな広域抗菌薬を複数使って「全部カバー」します．

　例えば，市中肺炎で入院してきた患者の場合は，通常原因となるのは

肺炎球菌
インフルエンザ菌
モラキセラ
マイコプラズマ
クラミジア（クラミドフィラ）
レジオネラ

のどれかの可能性が高いです．で，それらを全部カバーをする

Rp: ロセフィン®（セフトリアキソン）CTRX 1〜2g 1日1回
および非定型菌をカバーする
Rp: ジスロマック®（アジスロマイシン）AZM 500mg 1日1回点滴

のように治療します．治療期間は1週間くらいが多いでしょうか．まあまあ広域だけど，そこまで極端じゃない，市中感染症のエンピリックな治療法です．こういうときクラビット®とかを使うと簡単ですが，緑膿菌までカバーするのはちょっとやり過ぎだし，もし結核を誤診していたりしたら大変なので（すでに理由は述べましたね），普通は使う必要はありません．

　同様に，尿路感染症なら，

Rp: ロセフィン®（セフトリアキソン）CTRX 1〜2g 1日1回

だけでたいていいけます．大多数のUTIは大腸菌が原因ですから．すでに述べたようにクラビット®とかは結構耐性化していますから，むしろも少し狭めにいくのがよいでしょう．治療期間は典型的には14日間です．
　ところが，敗血症性ショックで多臓器不全が起きていて，もう死にそうになっていて，感染のフォーカスもわからない……みたいな患者さんがやってきたらどうでしょう．この場合は議論なんかしている暇はありません．とりあえず，

Rp: メロペン® MEPM 1g 8時間おき
と
Rp: バンコマイシン VCM 1g 8時間おき

のようにかなりブロードに広げてエンピリックな治療をします．もちろん，投与前の血液培養，喀痰と尿のワークアップも忘れずに（ま，この場合はたいてい挿管してから下気道の検体をとるでしょうね．尿カテーテルも入れるでしょうから，尿検体はそこから取れます）．
　このように市中感染のエンピリック治療は，

どういう感染か
患者の重症度

によって選択する抗菌薬が決定されるのです．間違っても「いつもおんなじ」な薬を出してはいけません．患者に応じてメリハリをつけることが大事です．
　院内感染症のエンピリック治療については，それぞれの感染症の項でご説明いたします．

抗菌薬を途中で替えてはいけない

　これは，非常によくあるエラーです．ほとんど毎日目にしているといっても過言ではありません．
　発熱患者を治療する．数日経っても熱が下がらない．別の抗菌薬に替える．数日経っても熱が下がらない．抗菌薬をまた替える……以下同文．
　この，「抗菌薬を使っても熱が下がらないとき」に一番やってはいけないことが，

抗菌薬を替える

なのです．

　では，なぜ間違いなのか．
　その理由は，「細菌感染症とはどういう病気か」をうまく理解すれば，わかります．
　細菌感染症は基本的に，同じところに止まっていません．よくなるか，悪くなるかのどっちかです．
　抗菌薬が効いていれば，患者さんはよくなります．抗菌薬が効かなければ，患

者さんは悪くなります．

　でも，良くも悪くもならずに熱が高く，CRP が高いままで……これは普通の細菌感染症の振る舞いではないのです．

　では，なぜこのような「熱が下がらない患者」がいるのか．理由は多岐にわたります．

　例えば，既に述べた「抗菌薬の投与量が足りない，投与間隔が長過ぎる」があります．せっかく原因微生物を殺せる「正しい」抗菌薬を選択しているのに，量が少なすぎたり，短い半減期のβラクタム薬を「1日2回」とかで使っているパターンです．この場合は，抗菌薬を正しい投与法に治してあげるだけでさっと感染症はよくなります．抗菌薬を「替える」必要はありません．

　あるいは，感染症じゃなかった……なんてこともよくあります．術後の発熱の遷延，血腫の吸収熱，脳外科術後の中枢熱，腫瘍熱，薬剤熱，深部静脈血栓，偽痛風発作……すでに「感染症以外」も発熱の原因になることはご説明しましたね．

　こういうときに，抗菌薬を取っ替え引っ替えしても耐性菌がどんどん増えていくだけで，患者さんにいいことはなんにもありません．その後「本当に」感染症が発症したときの治療のオプションが減るだけです．ですから，こういうときは「抗菌薬を切って」発熱の原因探しをすることが大事です．

　「物理的な理由で」感染症がよくならないこともあります．抗菌薬だけでは感染症はよくならないのです．

　例えば，蜂窩織炎の患者で患部が挙上されていないことがあります．患部が下がっていると炎症部分に水がたまってうっ滞性皮膚炎になり，炎症が収まりません．患部挙上をしっかりするだけで炎症は収まります．

　あるいは，膿瘍性疾患などのデブリドマン．血流のない膿瘍の中には抗菌薬は届きませんから，感染症は治りません．しっかりドレナージしてやれば感染症はよくなります．当然，「抗菌薬を替える」必要はありません．

　内科病棟では，他にも「熱が下がらない」原因はありますが，まあ外科病棟でよく見るのはこんなところです．

　では，抗菌薬の投与方法を最適化し，他の病気も探し，物理的な原因も排除した上で，それでも熱が下がらないときはどうするか．やっぱり抗菌薬は替えるべきか．

　いえいえ，そういうときこそ感染症屋の出番です．ぜひ，一声おかけいただければ，いつでもお手伝いいたします～．そして，ぼくらが患者さんを見た後

「抗菌薬を替えましょう」ということはほとんどないのです．たいていは，別のところに熱が下がらない原因があるのです．

抗菌薬の替え方

では，今度は逆に「抗菌薬を替える方法」についてご説明しましょう．
抗菌薬を替えた方がよい場合はいくつかあります．

❶原因微生物が判明し，de-escalation が可能なとき
❷今使っている抗菌薬の副作用が発生したとき
❸経口抗菌薬にスイッチしたいとき
❹全然，診断が間違っているとき

2 番と 4 番は自明ですので，説明は割愛します．
De-escalation についてはすでに簡単にご説明しました．
例えば，バンコマイシンを使っていて，MSSA の血流感染と判明したときは，セファゾリンに変更します．
二次性腹膜炎にメロペネムを使っていて，術中検体の培養から緑膿菌が出てこないときは，アンピシリン・スルバクタムに替えたりします．これも de-escalation の一種です．
二次性腹膜炎は病態的に腸管内のグラム陰性菌，嫌気性菌が原因だと見積もられています．あとは，「耐性菌が検出されない」ことを根拠に de-escalation を行うのです．
このように「培養結果に合わせる」だけが de-escalation ではありません．要は，患者に何が起きているかを見積もり，それに合わせて最適な抗菌薬に調整してやることを de-escalation というのです．**「複数菌の感染があるときはde-escalation はできない」とおっしゃる先生がいますが，それは臨床医学，感染症学を十分に勉強していないからなのです．**
もちろん，de-escalation ができないこともあります．例えば，適切な培養をとらずにすでに広域抗菌薬が開始されてしまっているとき．失われた時間は取り戻せませんからね．
でも，そういう制限はあるものの，「多くの場合は」きちんとした患者アセスメントによって de-escalation は可能です．大切なのは，「患者に何が起きて

いるかをよく考えること」．臨床診断の良し悪しが de-escalation の是非，そして可否を決めるのです．

経口薬へのスイッチ

　経口薬へのスイッチは，多くの感染症で可能です．特に長期間の抗菌薬治療が必要になる膿瘍性疾患，骨や関節の感染症などで適応となります．

　通常は患者が注射薬で改善するのを確認し，まあそうですね，2週間程度点滴薬で治療をしてから経口へのスイッチを行うことが多いです．この経口へのスイッチのタイミングはサイエンスというよりもアート……経験則で行われているのが現状です．

　経口へのスイッチの原則は，基本的に「同系統の抗菌薬にスイッチする」です．

　でも，同系統の経口薬が存在しないこともあります．例えば，ゾシン®（ピペラシリン・タゾバクタム）なんかがそうです．

　また，ロセフィン®（セフトリアキソン）のように相当する経口薬が存在する場合でも，経口3世代セフェムはバイオアベイラビリティがよくないので，よい選択にならないこともあります．すでに述べたように，外科領域において経口3世代セフェムが好ましい選択肢であるケースは，はっきり言ってゼロ，です．

　だから，**長期投与になりそうで，経口スイッチを検討しそうなときは，あらかじめこういう点滴薬を使わない**，のが正解です．骨髄炎にゾシン®とかロセフィン®とかをうちの後期研修医（感染症フェロー）が選択すると，岩田のドロップキックが飛んできます．

　戦争と同じで，抗菌薬も「始める時に終わらせるイメージ」を作っておかねばなりません．**とりあえず抗菌薬出して，それから「どうしよう」と考えるのは，ビギナーレベルの抗菌薬使いです．**

　骨髄炎にセファゾリン……でケフレックス®（セファレキシン）にスイッチ．腹腔内膿瘍にユナシン®（アンピシリン・スルバクタム）を使って，オグサワ（オーグメンチン，サワシリン）にスイッチ……みたいなのがスマートな経口スイッチ方法です．

　ということは，腹腔内膿瘍に最初からゾシン®を使う……というやり方はあまり上策ではない，ということがわかりますね．

カルバペネムも同様です．確かにカルバペネムには（なぜか）経口薬は存在します［オラペネム®（テビペネム・ピボキシル）］．しかし，これも 3 世代経口セフェムと同じく，腸管からの吸収が悪い，PK（pharmacokinetics）的には「出来の悪い」抗菌薬なのです．したがって，膿瘍に取りあえずメロペン®……でオラペネム®にスイッチ……というのも下策です．岩田は絶対にしません．

Escalation という考え方

ところで，de-escalation という用語はわりと人口に膾炙しましたが，逆の「escalation」という概念があるのを御存知でしょうか．

これは，**わざと初期治療に狭域抗菌薬を選択し，「うまくいかないときだけ」広域にスイッチする**，というやり方です．

ところでところで，ぼくは「細菌感染症はよくなるか，悪くなるかのどちらかだ」と申し上げました．

しかし，何事にも例外はあります．よくも悪くもならない，定常状態の感染症もあるのです．

それは，どういうものかというと，大きく分けて 2 種類あります（なんでも 2 分類でした）．

ひとつめは，**微生物の属性**です．「よくも悪くもならない」タイプの微生物っているのです．典型的なのが，分裂速度が遅い結核菌ですね．結核は治療が上手くいかなくてもどんどん患者が悪くならないことも多く，「定常状態」を保ちます．

もうひとつは，**感染臓器の属性**です．あまり動かない臓器ってあるんです．典型的なのが，感染性心内膜炎や骨髄炎，あるいは膿瘍性疾患です．やはり治療が上手くいかなくても患者が急転直下で数時間後に死亡……ということはありません．

ということはですね，こういう骨髄炎とかでは，最初から抗菌薬をドンピシャリとあてなくても，数日狭域抗菌薬を使ってみて，それで評価して，だめだと思ったら抗菌薬を広めに替える……という時間的な余裕が与えられているんです．だから，最初はセファゾリンを使い，だめだったら広めに替える……という「escalation」が可能になるんですね．

前述の「膿瘍性疾患」にいきなりメロペン®とかゾシン®を使う必要はないと

いうこともよくわかります．まずは保守的にユナシン®あたりからスタート，臨床経過を見て考える……でよいのです．ユナシン®なら経口スイッチもオッケー，ですからね．穿刺ドレナージをし，グラム染色をし，まずはユナシン®あたりで治療して，培養結果を見て「案外耐性菌だったな」とescalationする……みたいなシナリオは，「あり」です．

でも，このような「ゆっくり型」の感染症についてもう少し考えるならば，**「最初は抗菌薬を使わず，確定診断をしてから考えるでもいいじゃないか」**という発想も出てきます．

例えば，椎体炎のような疾患では，抗菌薬をいきなり使うんじゃなくて，CTガイド下で生検をし，原因微生物を確定してから治療することが可能です．とっかえひっかえ，いろいろな抗菌薬を試して，挙げ句の果てに結核でした……では泣くに泣けません（実例あり）．

感染症診療においては「待てるか，待てないか」はとても重要です．もちろん，「待てるか，待てないか」が大事なのは外科の先生がたも同じですよね．緊急オペが必要なのか，待機手術でよいのか．時間のコンセプトをうまく理解しているのは，外科医必須の能力だと思います．

感染症診療もまったく同じだ，というわけです．

ちなみに，escalationについては日本化学療法学会作成の「抗菌薬適正使用生涯教育テキスト改訂版」のなかで，外科系感染症医の三鴨廣繁先生（愛知医科大学）が詳しく解説されています．ヨイショすべきときはすかさずヨイショ，も感染症屋の「基本」です．

まとめ
- 抗菌薬は，基本「最大投与量」を
- 急性感染症は適切な培養をとり，エンピリック治療．培養結果を見てde-escalation
- 市中感染症と院内感染症は，治療戦略が異なる
- 熱が下がらないといって抗菌薬を「替えては」ならない
- 「ゆっくり型」の感染症なら狭く攻めて，必要ならescalation

I. 感染症診療大原則

CHAPTER 007:

創部感染（深部 SSI 含む）の診断と治療

　さあ，それでは具体的な術後感染症について一つ一つ見ていきましょう．
　最初は SSI です．Surgical site infection，創部感染ですね．
　皮膚は人間の最強の免疫機構の一つです．体外にいる微生物が体内に入るのをブロックしてくれます．最近では，これが単なる物理的なバリアなだけでなく，分子生物学的，免疫学的にかなり高度なメカニズムで人体を守ってくれていることがわかってきました．特異的な免疫細胞や接着分子，抗菌ペプチドなど，獲得免疫および自然免疫で人間を守ってくれているのです．
　ですから，皮膚のバリアが失われた患者さんはとても感染症に弱いです．熱傷，外傷，皮膚炎の基礎疾患……こういう場合，感染症のリスクは非常に高いのです．
　手術もまた，バリアたる皮膚を「あえて」傷つける営為です．その創部が侵入門戸となり，細菌が入り込み，感染を成立させるのが SSI です．

浅部 SSI と深部 SSI

　SSI は大きく2種類，人によっては3種類に分類します．2種類の場合は浅部 SSI と深部 SSI．これに臓器体腔 SSI という概念が加わることもあります．その場合は「深部 SSI」とは体表以下の，深部軟部組織（筋膜とか筋肉）の SSI のことを指します．で，皮膚，皮下組織のものを「浅部 SSI」とよぶのです．
　我々臨床の感染症屋は普通，SSI は2分類します．2分類が覚えるのに簡単，ということもありますが，深部 SSI は体表から見えないのでそれ以上区別するのが困難だったりしますし，ぶっちゃけ，治療はおんなじだったりするからです．というわけで，ここでは臨床的に

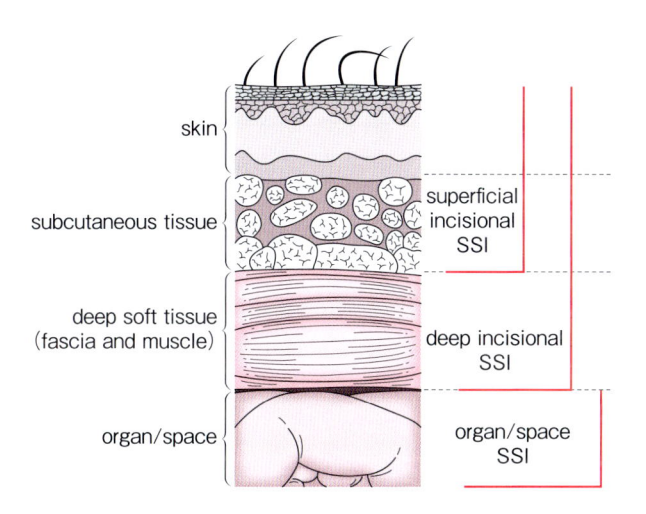

```
skin
subcutaneous tissue          superficial
                             incisional
                             SSI
deep soft tissue
(fascia and muscle)          deep incisional
                             SSI
organ/space                  organ/space
                             SSI
```

浅部 SSI

と

深部 SSI

に分類しましょう．

　分類とは恣意的な営為であり，「正しい」分類というのはありません．学会のコンセンサスや教科書の記載を「正しい」という言い方をしているだけです．

　例えば，「嫌気性菌」といえば，微生物学の世界では大腸菌のような「通性嫌気性菌（空気がなくても生きていける）」とバクテロイデスのような「偏性嫌気性菌（空気があると死んでしまう）」の両者を指しています．でも，臨床屋の世界では普通，大腸菌を「嫌気性菌」扱いはしません．これはどちらが正しい，間違っている，という議論ではなく，そういう分類の方がそれぞれの領域で「便利」なのです．要は便利だったらいいんです，分類なんて．

　同様に，「腸内細菌」というと，微生物学的には腸内細菌科に属するグラム陰性桿菌のことを指します．しかし，臨床屋は通常「腸内細菌」というと腸内に通常いるグラム陰性菌を指します．前者の定義ではサルモネラや赤痢菌も「腸内細菌」ですが，ぼくらは通常サルモネラを「腸内細菌」よばわりはしません．扱い方が違うからです．

　まあ，そういうものだ，とここでは捉えておいてください．というわけで，SSI はここでは 2 分類です．

SSIの原因菌

SSIの原因菌は患者の皮膚についている常在菌が多いです．**それは多くはグラム陽性菌になります．**施設や患者（の基礎疾患など）や手術にもよりますが，もっとも多いのが黄色ブドウ球菌（*S. aureus*），次いでコアグラーゼ陰性ブドウ球菌（CNS），腸球菌で，4番手くらいに緑膿菌，以下大腸菌，エンテロバクター，プロテウスとなっていきます．予防抗菌薬がグラム陽性菌を狙い撃ちにしている理由もそのためです．

浅部SSIの診断

浅部SSIの診断は比較的簡単です．通常術後3週間以内に起きる，創部の炎症所見から診断します．創が開いたり，膿が出てきたり，赤くなったり，痛みがあったり……と診断します．外科の先生が「これはSSIだ」と思ったときはたいていSSIなので，「外科医の直観」そのものがSSIの診断基準にも入っています（ほんと）．

血液検査はやってもよいですが，たいてい予想された白血球上昇とCRP高値が認められるだけで，「だからなに」です．仮に白血球が上がっていなくても，診断が変わることもありません．多くのSSIでは血液検査で異常が認められませんから，「CRPが上がっていない」ことを根拠にSSIを否定してはいけません．**CRPよりも「外科医の直観」を大事にすべきです．**

培養検査では，皮膚や創部のスワブ培養を「出してはいけません」．皮膚のスワブでは表皮の常在菌が生えますが，これが感染症の原因菌とは限らないからです．「感染部位」の培養が可能なら，そこを培養します．すなわち，膿が出ていれば，その膿の部分だけを注射器で吸って培養に出すのです．もしなんなら，感染症屋に培養検査をやっといてもらう，というのも一手です．うちの感染症屋は主治医がオペ中のときとかは（もちろんその主治医の了解を受けて）ワークアップや治療開始を肩替わりしたりしています．

深部SSIを合併していないか確認する作業は，ケースバイケースで必要になります．そのときは造影CTなどを撮ります．

浅部 SSI の治療

浅部 SSI は他の皮膚軟部組織感染症（SSTI）と同じで，治療のアプローチは

程度問題

です．すなわち，軽度のものであれば軽く，重度のものであれば重く扱います．病変の大きさ，熱や血圧などのバイタルサイン，本人の訴え……**SSI には軽い SSI と深刻な SSI があります．**

深刻な SSI なら MRSA もカバーする

Rp: バンコマイシン VCM　1g　12 時間おき

などで治療するでしょうし，ショックなどを伴っていたら少数派のグラム陰性菌もカバーします．

Rp: ゾシン® PIPC/TAZ　4.5g　6 時間おき

とか

Rp: メロペネム® MEPM　1g　8 時間おき

を，「バンコに加えて」出します．

　軽症なら，セファゾリン，ユナシン®（アンピシリン・スルバクタム）など狭い抗菌薬からまず試してみることもできますし，あるいは経口のケフレックス®（セファレキシン）を使ってもよいでしょう．
　SSI の治療期間も「**程度問題**」です．浅部 SSI の場合は，まあ見た目よくなり，患者さんの訴えが消失した時点で治療終了です．
　CRP は下がることを確認してもよいですが，「陰性化」させる必要はありません．CRP は肝臓で作られる炎症マーカーですが，感染症が治っていてもまだその「名残り」が残っています．CRP が 3 とか 4 とかでくすぶっていても，抗菌薬はきっぱりオフにできます（例外ありですが）．CRP が 1 とか 2 をうろうろしていて，何カ月も抗菌薬を切れないつらい例をときどき見ます．
　間違ってもやってはいけないのは（よく見ますが）

I．感染症診療大原則

フロモックス®
とか
メイアクト®

といった3世代のセフェム（経口）を出してしまうことです．見当違いだったり，治療が失敗したり，CDIなどの副作用のリスクが増します．理由はすでに説明しました．ぼくらは「感染治療の失敗事例」はものすごくたくさん見ているのですが，これは本当に多い失敗のパターンです．**絶対に止めましょう．**

外科的な創の解放，ドレナージ，デブリドマンなどはいずれも重要ですが，ぼくが「釈迦に説法」をしてもしょうがないので，ここではノーコメントです．

あと，VAC（vacuum assisted closure）とかTNP（topical negative pressure）とか，NPWT（negative pressure wound therapy）とよばれる，局所の陰圧をかける方法もありますが，その効果についてはエビデンスが十分ではなく，さらなるデータの蓄積が必要です［Pan A, et al. Topical negative pressure to treat surgical site infections, with a focus on post-sternotomy infections: a systematic review and meta-analysis. Infection. 2013; 41(6): 1129–35］．

深部SSIの診断

浅部SSIがあるときは，「深部SSIもあるかも」と考えます． Aの存在はBの非存在を証明しないからです．

浅部SSIがないときも，深部SSIはあるかもしれません．CT，特に造影CTが有用ですが，術後の炎症や血腫，水がたまっていることも多くて「よくわからない」ときもままあります．そういうときは，もう一度あけていただいて，診断（と洗浄などの治療）を行わざるを得ないときもあります．深部SSIの診断と治療は外科医である主治医の先生にお願いしっぱなしで，**基本的には外科医主導の感染症だと思います．「これ深部SSIっぽい」とかの，外科医の先生の「直観」もぼくらは尊重することが多いです．**

深部SSIは「どこの手術の？」が重要です．これは各科別の各論で後述しますが，いくつか例をあげておきましょう．

例えば，心臓血管外科手術後の深部SSIでは，縦隔炎とか縦隔膿瘍という難治性の合併症をもっていたり，胸骨骨髄炎のように治療にとても時間がかかる合併症もあります．腹部外科の場合は，腸管の穿孔，リークなど，腹膜炎，腹

腔内膿瘍を伴うことがままあり，複数菌の混合感染が多く，再手術を要する事例も多いです．

こういうふうに，深部 SSI は科の属性が反映され，各論的に対応しなければならなくなります．整形外科の人工関節置換術後の感染のように「異物」が絡んでいる場合は，異物の抜去と長期の抗菌薬療法がしばしば必要になります．

こういう「各論的」な話は後述いたします．

> **まとめ**
> - SSI は「浅部」と「深部」に分ける
> - 浅部 SSI は外科医の直観で診断，深部 SSI の診断は難しいことも
> - 患者の状態を見て，ブロードな抗菌薬──→ de-escalation か，ナロー（狭域）な抗菌薬──→ escalation かを決める

❖文献

1) Anderson DJ. Surgical site infections. Infect Dis Clin North Am. 2011 Mar; 25(1): 135–53.
2) 柚木靖弘, 種本和雄. 心臓血管外科領域感染症. In: 周術期感染症テキスト. 東京: 診断と治療社; 2012.

Ⅰ. 感染症診療大原則

CHAPTER 008：

カテ感染（CRBSI）の診断と治療

　さあ，これも病棟ではコモンなカテ感染です．1回理解しておけばあとは簡単．どんどん行きましょう．

▌カテ感染は，カテ感染ではない

　いきなり，禅問答かよ．いやいや，これから説明しますからもう少しお付き合いください．

　俗に「カテ感染」とよばれますが，本名を「カテーテル関連血流感染」と申します．英語では catheter related bloodstream infection といい，略して CRBSI（しーあーるびーえすあい）とよびます．

　つまり，「カテーテルに関連した」「血流感染」……要するにカテ感染の正体は，「菌血症」ってことです．

　カテーテルは感染のきっかけに過ぎません．だから，そこに感染は存在しないのです．「カテ感染は，カテ感染ではない」と申し上げたのはそのためです．

　よって，カテの刺入部に炎症所見がある必要はありません．実は，CRBSI 患者の9割では刺入部の所見が皆無です．もちろん，刺入部に炎症所見があればカテ感染を強く示唆しますが，所見がなくてもカテ感染は全然否定できないってことです．

　では，どうやって CRBSI を診断すればよいのか．

　簡単です．「血流感染」なんですから，検査すべきは「血液」です．

　そう，血液培養です．

　血液培養は必ず2セットとります．カテーテル採血は，カテの内腔についている菌と区別できないので，できるだけとらない方がよいです．どうしても，という場合は1セットをカテーテルから，もう1セットを皮膚からとります．カ

テ感染があれば，カテーテル側の血液培養のほうが数時間早く陽性になります．そうそう，もちろん血培2セットは「常識」ですよね（きっぱり）．

カテーテルは原則抜去した方がよいです．そのとき，カテ先培養は出さないこと．

カテ先培養は，小手先培養

なのでした．

治療は取りあえず，カルバペネム？

これもよく見る失敗のパターン．「とりあえずビール」はよいですが，「とりあえずカルバペネム」は困ります．

カテ感染の場合，最大の原因菌は耐性ブドウ球菌であり，βラクタムは全滅のことが多いです．そこで，ファーストラインは

Rp: バンコマイシン VCM　1g　12時間おき

ということになります．血液培養の結果を見て，de-escalation をします．

ただし，グラム陰性菌や真菌が原因になるときもあります．超重症患者であとがない，場合はちゃんと培養を取った後で，

Rp: バンコマイシン VCM　1g　12時間おき
Rp: メロペン® MFPM　1g　8時間おき
Rp: ミカファンギン® MCFG　150mg　1日1回

のような複数の抗菌薬を併用します．何でミカファンギン®かというと，カンジダのほとんどはこれがカバーしますし，アムホテリシンBのような副作用のリスクが小さいからです．

原因菌にもよりますが，治療期間は2週間くらいのことが多いです（治療期間は患者や菌によってバリエーションが多くて一般化は困難です）．

やはり，予防が第一

さて，**中心静脈ラインが原因のカテ感染は現在では「ほとんどゼロ」にできることが知られています**．それは，

手指消毒の徹底
マキシマムバリヤープレコーションの使用
クロルヘキシジンによる皮膚消毒
鼠径への刺入を行わない
カテーテルの必要性の毎日のチェックと不要なカテの迅速な抜去

の5つになります．これをケアバンドルといいます．これでカテ感染をほぼゼロにすることが可能になります．ICUのような重症患者がいる場所でも，そうです〔Berenholtz SM, et al. Eliminating catheter-related bloodstream infection in the intensive care unit. Crit Care Med. 2004; 32: 2014-20. Pronovost P, et al. An intervention to decrease catheter-related bloodstream infections in the ICU. N Engl J Med. 2006 Dec 28; 355(26): 2725-32〕．

残念ながら日本では妥当な濃度のクロルヘキシジン製剤がないので，このうち4つしかできませんが，少なくとも4つはきちんとすべきです．

クロルヘキシジンの皮膚消毒の濃度は海外では2%が標準的で，1%も「まあ，いいんじゃない」と許容するむきもあります（例えば，CDCは許容しています）．また，0.5%はダメだという意見（CDCら）と「0.5%でもいい」という異論が併存しています．

岩田は一番エビデンスの質が高い「2%クロルヘキシジン推奨派」ですが，「1%でもカテ感染は減るというエビデンスがある」という「1%容認派」もいます．ただし，1%が2%と同等にカテ感染を減らすという質の高いエビデンスはありません．「よい」と「よりよい」の違いには注意が必要です．

まあ，ない袖は振れないので，**日本の場合は1%のクロルヘキシジンで皮膚消毒をするしかないでしょう．**

マキシマムバリヤープレコーションとは，中心静脈ラインの挿入に清潔手袋，ガウン，帽子，そして患者全体をおおうドレープという，手術室内同様の対応を取ることです．最近では中心静脈ライン挿入専用室や超音波も整備も整ってきました．昔は闘牛士のハンカチ（？）みたいなドレープでちょいちょいと入

れていました（ぼくもやってました）が，これはもうご法度です．挿入部位は鎖骨下や頸静脈がオススメで，緊急的に大腿部に挿入した場合も患者の安定を待って入れ替えるのがよいとされています．

日本の医療者は手指消毒・手洗いはしていない

　日本人は清潔好きな民族だ，というのは幻想に過ぎません．日本人がその清潔感覚を発動させるのは，「目に見えている」汚れだけです．

　日本の複数施設による（外科病棟を含む）病棟の直接観察による手指消毒遵守率は，平均値で医師では19％，ナースでは23％しかありませんでした（Sakihama T, et al. Hand hygiene adherence among health care workers at Japanese hospitals: A multicenter observational study in Japan. J Patient Saf. 2014 Apr 8）．シカゴの前向き研究ではがんばっている施設で7割以上……とくに頑張っていない施設ですら5割以上の遵守率でしたから，**日本の手指消毒遵守率はめちゃくちゃに悪いんです**．手指消毒遵守率がもっと高いデータも見たことがありますが，それは「これから遵守率調べますよ〜」と事前通告されていた場合のようです．「いつものやり方」をこっそり監視すると，そうはならない，というわけ．

　手指消毒を含む標準予防策は「標準」と書かれているだけあって，すべての基本です．外科の先生は清潔，不潔の概念が内科医よりもしっかりしている印象が（ぼくのなかでは）ありますが，まだ病棟の中ではその「しっかり」が活かされていません．

　トイレに行って用を足したら，トイレットペーパーを使います．「知識として」使う人はいません．疲れていた，といって使い忘れる人もいません．

　患者を診る前と診た後の手指消毒も，「トイレに行ったらトイレットペーパー」くらい自分の身体に，そして生理に落とし込む必要があります．「手指消毒をしなければ」と考えているうちはだめです．自然に手がアルコール製剤のほうに向かうように，そこに手がいかないと「生理的に気持ち悪い」と感じるまで，反復練習をしましょう．

そもそも，ラインが要らない人はさっさと抜く

　反復練習と言えば，これ．毎日の患者回診のとき，必ずくっついているデバイスは指差し確認しましょう．

ぼくは回診のとき，研修医に「このラインはなぜ入ってるの」，「この尿カテーテルは必要なの」と細かく厳しく指摘しています（教授回診でこんなのやってるのは日本広しといえどもぼくだけですかね）．**必然性のないデバイスは1日も早く抜去**．これを毎日の習慣にします．これも考えてやっているうちはダメです．自転車のこぎ方やボールの蹴り方を「考えてやっている」うちはダメなように．感染症屋は，わりと体育会系です．

アミノ酸製剤にご用心

アミノ酸は人間に欠かせない栄養ですが，菌にとっても栄養です．*Bacillus* などのカテ感染は，アミノ酸製剤で増える可能性が示唆されています（麻生恭代, 他. *Bacillus cereus* 血流感染における輸液製剤と環境因子の検討. 環境感染誌. 2012; 12: 81-90）．

もともとTPN（total parenteral nutrition, 昔IVHって言われてたやつです）なども感染のリスクとして知られていました（だから，経腸栄養が優先されるわけです）．栄養が人間だけでなく微生物の増殖に貢献するのです．

もっとも，TPNはどうしても必要な患者もいますから，これはリスクと利益のトレードオフになります．でも，ビーフリードやアミノフリードといったアミノ酸製剤はせいぜい数百キロカロリー提供できるのみで，栄養価としてはとても「中途半端」です．諸外国にはこのアミノ酸製剤がないことを考えると，その存在の必然性はちょっと疑問です．

ぼくは栄養学が専門ではないので，教科書を読んでアミノ酸製剤の医学的な意義を調べてみました．しかし，「アミノ酸製剤を含めること」という教条的な記載はよく見ますが，それが患者に何をもたらしてくれるのか，エビデンスレベルでは非常に弱いと思います．

感染症屋目線で言うと，アミノ酸製剤はリスクと利益のバランスが取れていません．本気で経静脈的に栄養を提供したいのなら，TPNを用いるべきです．口から提供できるのなら，経腸栄養を用いるべきです．アミノ酸製剤はどっちつかずのハンパなヤローです（失礼）．病棟でこれがぶら下がっている患者はたくさん見ますが，主治医に「どうしてアミノ酸製剤でないとダメなのか」と問い合わせても，だれもクリアな回答をくれません．「いつも使っているから」というのが最大の理由みたいです．

繰り返しますが，**カテ感染は「ゼロにすべき」感染症です**．カテーテルが入っ

ていなければ，カテ感染は 100% 起こりえません．必要のないリスクを回避し，「入院患者には点滴を吊るしているもの」という前提を疑いましょう．

まとめ
- カテ感染は，カテ感染ではない
- 血流感染だから，血液培養は必然．当然，2 セット
- カテ先培養は，小手先培養
- ケアバンドルで，CRBSI はゼロを目指そう
- 日本人は清潔好き，は幻想に過ぎない
- アミノ酸製剤にご用心

CHAPTER 009:

術後院内肺炎（HAP/VAP）の診断と治療

　院内肺炎の診断は案外難しいです．外科的に言うと，「アッペ」に近いもののような気がします．プレゼンテーションにはバリエーションが多く，典型的なものばかりを想定していると痛い目にあいます．院内肺炎がわかった……と思うとわからなくなる．経験を積めば積むほど怖くなる．こういう「アッペ的」難しさが院内肺炎にはあります．

　しかしながら，ぼくはここではすっきり，さっぱり，わかりやすい感染症の解説「だけ」を行おうと思っています．なので，難しい話はおいておいて，「わかりやすい部分」だけに限定して説明しようと思います．わからないところは難しく議論，わかっているところはとことんわかりやすく，が学問の基本だと思います（多くはその逆を行くんですけど）．

化学性肺臓炎を認識する

　化学性肺臓炎（chemical pneumonitis）という概念があります．これは，感染症ではありません．食べ物などを誤嚥し，その化学的刺激で肺に炎症が起きます．熱が出て，咳が出て，肺に浸潤影が認められます．白血球もCRPも上がります．

　ええ？　それじゃ肺炎「そのもの」じゃない．化学性肺臓炎なんて診断できないよ．

　いえいえ，そんなことはないんです．やはり大事なのは病歴だよ，ドクターG．初歩的なことだよ，ワトソン君．久しぶりだね，ヤマトの諸君．

　化学性肺臓炎では，わりと「露骨な」誤嚥のエピソードがあります．ご飯食べさせていて，「露骨に」むせて，誤嚥した．エンシュア入れてて，「露骨に」誤嚥した．吸引したらご飯やエンシュアが引ける……

こういう「露骨な」誤嚥の場合は，化学性肺臓炎の可能性が高いのです．感染症ではないので抗菌薬は要りません．1，2日様子を見ていれば自然に治り，熱は下がり，酸素化はよくなります．白血球やCRPも下がります．

　ということはですね，「本当の」感染症としての誤嚥性肺炎はむしろ「露骨な」誤嚥はないものなんです．誤嚥性肺炎はたいてい，「マイクロアスピレーション」といって，口腔内の菌がちょろちょろと少しずつ下気道に落ちていって，それが下気道で感染を成立させるんです．

　院内の患者さんの口腔内常在菌は院内のグラム陰性菌など……たいていは耐性菌……に置き換えられています．そういうものが「院内の」誤嚥性肺炎の原因になります．術後の肺炎はたいていそうです．

　市中の誤嚥性肺炎は口腔内の連鎖球菌や嫌気性菌を狙ってクリンダマイシンなどが用いられます．しかし，術後の誤嚥性肺炎は耐性菌もカバーすべく，ゾシン®など広域抗菌薬を用いることが多いです．もちろん「ワークアップの3点セット」は忘れずに．あとでde-escalationを狙いにいきます．

　挿管されている患者であれば，グラム染色でけっこう当たりをつけることもできますが，そこまでマニアックなことを外科の先生がする必要はないでしょう．MRSA肺炎など「やや」特殊な肺炎が心配なら，感染症屋を呼んで「染めといて」と上から目線で頼んどいてください．我々はホイホイ行ってやりますよ．よっ，待ってました，染物屋．

　このことは何を意味するかというとですね，術後の肺炎においては，普通の院内肺炎と，誤嚥性肺炎を区別する必要はないってことです．だって，治療法は一緒ですからね．もちろん，繰り返す誤嚥性肺炎の場合は嚥下機能の評価など，ロングタームの（長期的な）ケアは必要になりますが，「差し当たって」行うアクションはおんなじです．

　肺炎の治療期間は原則7日間です．MRSA，緑膿菌，アシネトバクター，ステノトロフォモナスなど特殊な菌が原因のときは14日間くらい行きます　挿管されているときの肺炎をventilator-associated pneumonia, VAPといいますが，そちらも診断，治療のプロセスはおんなじです．培養結果を見てのde-escalationもお忘れなく．

MRSA肺炎はまれなのか

　ときどき，「日本にはMRSA肺炎はない」という意見を聞きます．本当で

しょうか．

本当だ，ともそうでない，とも言えると思います．まあ，施設によって違うでしょう．

神戸大学病院で，「質の良い喀痰」で診断された人限定の後ろ向き研究では，実は MRSA が最大の原因菌でした（Iwata K, et al. Hospital-acquired pneumonia in Japan may have a better mortality profile than HAP in the United States: a retrospective study. J Infect Chemother: [Internet]. 2012 Apr 11 [cited 2012 Apr 20]; Available from: http://www.ncbi.nlm.nih.gov/pubmed/22491995）．異なる結果を示す研究もありますが，喀痰の質が問題です．「つば」の培養結果は肺炎の原因を反映させませんから．

まあ，大学病院というのは特殊な場所なので，これを一般化しようとは思いません．でも，少なくとも日本では MRSA 肺炎はない，とか稀だ，ということは必ずしもあたっていないと思います．

というわけで，院内肺炎の治療ではゾシン®とかメロペン®とかでよかったよかった……としてしまってはいけません．MRSA を必ずカバーする必要はありませんが，その可能性は頭のどこかにおいておく必要があります．ちなみに，キュビシン®（ダプトマイシン）は MRSA 肺炎には使えなかったのでしたね（サーファクタントで失活するから）．お気をつけて．

感染症以外も考えよう

とくに重要なのは心不全，肺塞栓，ARDS です．

心不全と肺炎の区別はとても難しいです．心不全でも（初期には）熱が出ますし，CRP も上がります．高齢者では拡張不全をもつ患者が多いので，心エコーで駆出率（EF）がよくっても心不全は否定できません．レントゲンや CT でも肺炎と心不全を峻別するのはしばしば困難です．というか，心不全が肺炎で増悪，とか心不全もちが肺炎発症，みたいに「両方もってる」患者も少なくありません．心不全も肺炎も非常にコモンな問題ですが，昔からこの 2 つは悩ましく，今でも悩ましいんです．

CRP もプロカルシトニンも感度，特異度には問題があり，両者でもって肺炎や心不全の全肯定，全否定するのは危険です．やはり臨床診断が大事ってことになり，CRP やプロカルシトニンを鵜呑みにするのはよくありません．これらを全否定する必要もありませんが．

CRPもプロカルシトニンも量的な概念なので，陽性か陰性か，ではなく「どのくらい高いか」が重要です．

　感染症屋はCRPにべったり依存して診断や治療に失敗する「とほほ」な症例をたくさん経験しているので，どうしてもCRPには反感を抱きがちです．CRPが1から2になったので，フロモックス®をアベロックス®にしました，なんて話を聞くとたいていの感染症屋の各静脈は怒張し，アドレナリンが一桁上がり，直情派は「バカヤロー」の「バ」の口になるのを懸命に抑え，皮肉屋は肩をすくめて「やれやれだぜ」と言います．

　しかし，いくら感染症屋がCRPダメだコリャ，なエピソードのシャワーを浴びていたとしても，「CRPが33です」と言われて，「そんなのに振り回されちゃいかん」というわけにはいきません．33は異常ですよ．思いっきり異常．

　だから，CRPの3と33は全然違う……そこは程度問題なんだよ，という理解が大事です．言われてみればアッタリマエの話です．「外傷」といっても指のかすり傷と重症の多発外傷をいっしょにするアホウはいないのと，おんなじです．

　CRPが33でそれを無視する医者は，一種の原理主義に陥っていて，臨床的には危険です．ただ，CRPが33で頭真っ白になってしまう医者もやはりナイーブに過ぎるというものです．

　そこはクールに，「なぜCRPがそんなに高いのか」と考えることが必要になります．CRPが33，は治療薬について何も情報を教えてくれないのですから．もっと情報が必要だ，という意味に過ぎないのですから．

　そこに心臓が止まっている患者がいる場合，心臓は「動かす」以外の選択肢はありません．心筋梗塞が原因であれ，出血が原因であれ，感染症が原因であれ．でも，CRPが33のときは慌ててとるべき「ひとつのアクション」はありません．抗菌薬を使うかどうかも必定ではありません．それが実は血管炎だった……というエピソードもよく経験するところです．

閑話休題……心不全の話に戻りましょう

　血液検査や画像で心不全と肺炎を峻別するのは難しいです．身体診察もICUになるとぱっとしないことも多く，「IVCの張りや呼吸性変動」，「頸静脈の怒張」なども，人工呼吸器の陽圧など干渉するものが多くて決め手になりづらいです．何よりも，心不全の存在は，肺炎の非存在を証明するものではありませ

ん．両者が併存している可能性が，この問題をややこしくしています．

挿管されている患者で，肺炎と心不全問題で一番役に立つのは，喀痰です．肉眼的な見え方，顕微鏡的な見え方が心不全と肺炎では全然違うからです．しゃばしゃばな心不全，べっとり膿性な肺炎……ここが区別の最大のポイントだとぼくは思います．看護師さんに「数日の喀痰の量や性状の変化」を聞くのも効果的です．時間経過は，とても大切です．

それでもどうしてもわからないときは，心不全も肺炎も両方治療，ということになります．こういうケースも多いです．

肺塞栓もやっかいです．これも酸素化が悪くなり，熱が出て頻脈があります．露骨な肺塞栓なら心エコーでわかりますが，露骨でないのはわかりません．造影 CT の出番となりますが，ICU の患者の造影 CT は簡単にできるとは限らない……

肺野に陰影がない突然発症の低酸素血症なら「かなり」肺塞栓（PE）を疑いますが，ICU の患者さんで「肺野に影のない」患者は少数派に属します．肺塞栓そのものも胸水の原因（多くは漏出性）になりますから，レントゲンは白くなること多いです．とにかくこれは積極的に疑い，積極的に探しにいくことが大事です．予後は悪く，治療法は全然違うのですから．

ARDS（急性呼吸促迫症候群）は，「意外に」診断は簡単です．

繰り返しますが，細菌感染症は「よくなるか，悪くなるか」です．肺炎も同様で，よくなるか，悪くなるか．

しかも，細菌感染症や全パラメーターが「よくなるか, 悪くなるか」です．熱が下がり，脈拍が落ち着き，呼吸状態がよくなり，意識状態が改善します．

ただし，画像は水や線維化など変化しにくいものが影響しますから，改善にはタイムラグが生じます．肺炎の評価に「画像」はあまり使わない方がよいのは，そのためです．ぼくは肺炎のフォローで基本, 画像はとりません．よくなっているときは，まずとらない．必要ないからです．

ところが，血圧，脈拍，意識状態，血液検査などが全部良くなり，解熱している肺炎患者なのに呼吸状態だけが悪いままの患者がいます．痰のグラム染色をすると, ちゃんと菌は見えなくなっている．抗菌薬は効いているはずだ．いったいどうして？

とこういう場合は大抵 ARDS を合併しています．呼吸状態だけ, 改善のパラメーターの方向が「噛み合っていない」のです．

ちなみに，この「噛み合っていない」は他の合併症を吟味するのにも有用で

す．熱「だけ」が下がらない……は感染症治療失敗ではなく，薬剤熱など他の合併症の存在を示唆します．血圧「だけ」が上がらないは感染症治療失敗ではなく，出血，脱水，副腎不全などを示唆します．白血球「だけ」が上がりっ放しは，感染症治療失敗ではなく，類白血病反応という「経過観察でよい」現象の可能性が高いです．

　繰り返します．**細菌感染症は「よくなるか，悪くなるか」です**．ぜーんぶ，よくなるか，悪くなるか，です．**これが噛み合わない時に行うべきは，「感染症以外の問題の吟味」です**．やってはいけないのは，**「抗菌薬を替えること」**でしたね．

　一番よい選択は？　我々感染症屋を呼ぶことです．ぼくらは微生物屋ではありません．感染症屋です．感染症とそれにまつわるトラブルシューティングのプロです．感染症にまつわる，感染症でない問題についても，当然熟知しているのです．

　蛇足ですが，ARDS に対するシベレスタット（エラスポール®）については，その無効性を示すメタ分析を岩田たちがやっています．「いや，日本人には効くんだよ」という国粋派のために日本人だけのサブ解析をやりましたが，結果は同じでした〔Iwata K, et al. Effect of neutrophil elastase inhibitor (sivelestat sodium) in the treatment of acute lung injury (ALI) and acute respiratory distress syndrome (ARDS): a systematic review and meta-analysis. Intern Med. 2010; 49(22): 2423–32〕．

　ARDS にエラスポール® は効かない，が岩田の結論です．

まとめ
- まずは，化学性肺臓炎を除外しよう
- MRSA 肺炎はまれというわけでもない
- 心不全や肺塞栓をわすれないで
- 感染症は「よくなるか，悪くなるか」．噛み合わないときは感染症以外を考えよう

I. 感染症診療大原則

CHAPTER 010:

術後院内尿路感染の診断と治療

　さあ，病院内感染で一番多いのは，尿路感染（UTI）です．どの科の先生にとっても避けて通れない問題，UTI，きちんとマスターしておきましょう．

意外に難しい，UTI

　尿路感染なんて簡単さ，と思われがちですが，意外に難しいものです．
　まず，検査の特異度がぱっとしない．白血球尿，細菌尿があっても尿路感染じゃないことはしょっちゅうです．特に入院患者さんはそうですね．
　まあ，もっとも検査の「感度」は悪くないので，白血球尿も細菌尿もなければ，尿路感染はまず否定できます．少なくとも外科系の患者であればそうです（血液内科病棟とかだと，こういかないことはあります）．
　尿培養のカットオフ値は諸説あります．ので，あまり気にしないでください．10 の 3 乗でも，4 乗でも，5 乗でも尿路感染のこともあるし，そうでないこともあります．
　とくに糖尿病の患者さんだと，膀胱に細菌をくっつけていることが多いです．これを「無症候性細菌尿」といいます．そこに細菌がいるだけで，感染症ではないですから，別に治療は必要ありません．もっとも妊婦や，泌尿器科の手術の前にはこれを「除菌」する必要がありますが．
　まとめますと，発熱患者で白血球尿や細菌尿があり，他の原因が除外されたら，「まあ，UTI かな〜」って感じです．肋骨椎骨角（CVA）の圧痛とかはあれば気になりますが，ないことも多いです．尿路感染かな〜と思っていたら，実は胆嚢炎だった，なんてことも珍しくありません．右の CVA を叩くと，前の胆嚢に響くから「イタかった」というわけ．
　尿路感染症の約半数では血培陽性になりますから，当然血培 2 セットは「常

識」です．尿培養が陽性でも尿路感染とは限りませんが，血液から同じ菌が生えてくれば，もうかなりの確率で尿路感染です（これも例外はあるけど，マニアックに過ぎるので放っときましょう）．

尿検査と尿培養は「もちろん」必須です．夜間でも冷蔵庫など活用して検体はとりましょう，という話はしました．「臨床診断で尿検査，尿培養なしで尿路感染症治療してます」という驚異的なプラクティスを時々見ますが，そのくせ実は椎体炎だったりします（実話）．気をつけましょう．

基本的には単一菌．嫌気カバーは要らない

原則，尿路感染は一つの菌による単一菌感染で，最大の原因は大腸菌です．嫌気性菌が原因となるのはとてもまれで，したがって**嫌気カバーは要りません**．血液培養から複数菌や嫌気性菌が検出されたときは，たぶん尿路感染ではありません．他の原因，例えば胆道感染などを探した方がよいです（複数菌による尿路感染は存在しますが，マニアックな感染症屋の守備範囲です）．

つまり，**基本的には，メロペン®のようなカルバペネムやゾシン®は使う必要はないってことです**．「尿路感染疑って，ゾシン®入れときました」なんてうちの後期研修医（フェロー）が言おうものなら，岩田の水平チョップが飛んできます．

これは病院のアンチバイオグラムにもよりますが，神戸大病院感染症内科が推奨する院内 UTI のエンピリックな治療はモダシン®とかセフェピム®とかのセフェムになります．で，原因菌が判明したら de-escalation します．セファゾリンとかビクシリンで治療できるケースも多いですよ．

尿路感染では大腸菌やクレブシエラなどグラム陰性菌が原因ですが，腸球菌もたまに尿路感染を起こします．

ブドウ球菌は基本 UTI は起こさないと思ってください．カンジダも同様．こういう菌が尿から見つかることは多いですが，原則無視……「そこにいるだけ」と思ってください．ただし，患者に原因不明の熱があったりしたら，「まれな現象」が起きているかもしれません．そういうときは，感染症屋を呼んでください．

I．感染症診療大原則

治療は原則 2 週間

　キノロンであれば，治療は 1 週間でも OK で，入院期間を短くするのに命をかけているアメリカだったらこれでいくでしょう．でも，すでに述べたようにキノロンの使い過ぎはいろいろ問題なので，ここは 2 週間の治療を行うのが原則です．WJ カテーテルが入っているなど，「特殊な事情」がある患者さんでは治療期間を延ばします．

治療がうまくいかないときは

　UTI は通常，3 日くらいは熱が下がりません．熱が下がらない，CRP が下がらない，で「治療失敗」と勘違いし，別の抗菌薬に替えないことが肝心です．4 日経っても熱が下がらないときは？　このときは，「診断の間違い」をチェックしつつ，造影 CT などで腎膿瘍形成の有無を確認します．わりと多い合併症です．ドレナージにより治療します．もちろん，ここでも「抗菌薬を替える」はご法度です．

尿カテーテルは要るのか？

　ここでも**「予防は治療に勝る」**です．
　尿カテーテルが 1 日挿入されていると，尿路感染症のリスクは 3％増します．10 日で 30％，1 カ月でほぼ 100％のリスクになります．1 日 3％のアブソルートリスクですよ．関西の悪質な街金でもこんなにとりません．
　逆に言えば，**1 日でも早く尿カテーテルを抜去すれば，その分 3％も UTI のリスクを減らしてくれます**．毎日必ずチェックしましょう．カテーテルを抜去するチャンスはないか，と．
　そもそも，みなさん，自分の尿路にカテーテルぶち込まれている姿，想像できますか？　自分のおしっこが周囲の目にさらされているような状況は？　このような一般社会では明らかに「異常」な状況が，医療界では常態化しています．
　ぼくら医療者はみんな，感覚が麻痺しているんです．
　一般社会では，ぼくらの「常識」は明らかに「非常識」です．**尿カテーテルは「入っていない」のが「普通」です．「入っている」のが「普通」の病院は異常です**．入院患者で，尿カテーテルが必要ない人はたくさんいます．毎日 3％．

ここに医療安全の大きな介入ポイントがあります．PDCAサイクルぐるぐる回すより，会議で時間を浪費するより，毎日全ての患者の尿カテーテルの必要性をチェックするほうが，病院内の患者の安全に寄与することは大きい，と考える岩田でした．

まとめ
- 尿路感染は意外に難しい
- 嫌気カバーは原則不要
- 熱は3日くらいは下がらなくてもOK．それ以上続くときはCTを．「抗菌薬を替える」はご法度
- 尿カテーテルは1日でも早く抜去

I. 感染症診療大原則

CHAPTER 011:

術後下痢症の診断と治療

抗菌薬関連下痢症とは

　抗菌薬関連下痢症（antibiotic-associated diarrhea）は抗菌薬によって起こされる下痢，と定義されます．そのまんまやん．

　特に有名なのが偽膜性腸炎で，*Clostridium difficile* が原因になります．最近では *C. difficile* infection, CDI とよぶのが流行りです．まあ，偽膜がないこともあるやん，下痢がでないこともあるねん，というのが名称変更の「言い訳」です．どんどん名称を変えて周りを煙にまき，自分を偉く見せようというのが，感染症屋の悲しい性です．

　他にもサワシリン®（アモキシシリン）などを使って発生する出血性腸炎があり，これは *Klebsiella oxytoca* が原因となります．比較的珍しいですが，ときどき見ます．

　あと，抗菌薬そのものの副作用による下痢症があります．エリスロマイシン，クラリスロマイシン，アジスロマイシンといったマクロライド系抗菌薬で多いです．

MRSA 腸炎はどこへ行った？

　ところで，80 年代の終わりから 90 年代にかけて，主に外科病棟で「MRSA 腸炎」なるものが多く見られました．術後の下痢症で便培養をとると MRSA が見つかり，「MRSA 腸炎」というわけです．

　奇妙なことに，「MRSA 腸炎」は日本でのみ多く報告され，海外ではその存在すら知られていませんでした．感染症の教科書にも「MRSA 腸炎」なんて項目はありません．というか，ここ数年では日本でもその名前を聞くことは少な

くなりました．いったいどうしたことでしょう．

「あれは，偽膜性腸炎を勘違いしたんだよ」という意見もあります．*C. difficile* は通常の便培養で生えにくい（だから，「難しい」という意味の difficile というフランス語，もしくはラテン語が名前に入ってます）．抗菌薬を使うと腸内の菌は死滅してしまい，耐性菌の MRSA だけが残る．便培養で生える．だから「MRSA 腸炎だ」と勘違いするわけです．**「そこに菌がいる」ことと，「それが病気を起こしている」ことは同義ではありません．**

「いいや，それでも MRSA 腸炎はあるのだ」というガリレオみたいな意見もあります．感染症業界でもこの「あるなし論争」はときどき議論になりますが，地動説宜しく議論は平行線，水掛け論になっていました．

とくに，アメリカでトレーニングを受けた医師は「あんなものないわい．だから日本の感染症は遅れてるんだ」と主張します．

バタ臭い医療を嫌う「ここは日本だ」論者は，「アメリカではでは，言うな，出羽の海」．

このように，お互い感情論になり，MRSA 腸炎「あるなし」論争は，代理日米感染症紛争の様相を呈してきたのでした．

で，イラチ（関西の言葉で，気が短いこと）なぼくは水掛け論が大嫌いです．ので，「決着ついてないことは，調べればいいやん」と思いました．

というわけで，やりました，システマティックレビュー．MRSA 腸炎と名がつく論文は片っ端から調べ，その存在の有無を吟味したのです．

結果は，「おそらく抗菌薬関連下痢症としての MRSA 腸炎は，おそらく存在する．しかし，日本からの症例報告のほとんどは，たぶんガセ」という喧嘩両成敗的なものでした［Iwata K, et al. A systematic review for pursuing the presence of antibiotic associated enterocolitis caused by methicillin resistant *Staphylococcus aureus*. BMC Infectious Diseases. 2014 9; 14(1): 247］．

2 千近くの英文，和文の論文をかき集めてきたのですが，CDI を除外していた論文はたったの 45 だけ．「これは MRSA 腸炎としかよびようがない」と確定できる論文は，ゼロ．ただ，状況証拠的には「ないと言い切るのはちょっと無理を感じるな」という感じでした．

MRSA 腸炎は（たぶん）ある．でも，きわめてまれで，日本の報告のほとんどは，たぶんガセ……というのがぼくの結論です．80 年代から 90 年代には術後に経口セフェムがだされることが多かったので，そのために起きた CDI を誤診したものが大多数だったのでしょう．

CDI とは何か

で，代わりに出てきたのが CDI です．多剤耐性菌の *C. difficile* が毒素 A, B を出して腸炎を起こすのです．

昔はクリンダマイシン（ダラシン®）がリスクといわれましたが，他にもキノロン製剤，それから 3 世代セフェムもリスクになります．**術後に 3 世代セフェムの経口薬を飲ませて……が問題なのは，そのためです．**

日本では CDI は少ない（3.11 例 /1 万患者日）ことを示唆する報告が札幌の病院からなされています（Honda H, et al. Incidence and mortality associated with *Clostridium difficile* infection at a Japanese tertiary care center. Anaerobe. 2014; 25: 5-10）．もっとも，これは施設依存性があるので，他の施設でもそうだかは調べてみる必要があります．なぜ，日本で CDI が少ないのかについてははっきりわかっていません．

C. difficile をもっていても無症状な入院患者は半数以上います．それと，1 歳以下の乳児では毒素のレセプターをもっていないため，基本 CDI にはなりません．

どうやって診断するのか

前述のように，*C. difficile* は特殊な培養をしないと生えないので，一般的には培養検査で診断はしません．大学病院などでは特殊培地を使った培養も可能ですが，そもそも「菌の存在は病気の存在とは同義ではない」ため，*C. difficile* という「菌の存在」だけでは CDI と診断できません．MRSA 腸炎騒ぎの二の舞を踏んではいけないのです．

というわけで，**「原則として」入院患者の便培養は不要です．**検査技師さんが困るだけです．検査技師さんに個人的な恨みがあり，嫌がらせをしたい先生以外は，出すのはやめましょう．

そんなわけで，通常はトキシンアッセイで *C. diffiile* が作る毒素を検出して診断します．昔は C.D. チェック・D-1 という名の GDH (glutamate dehydrogenase) アッセイを用いていましたが，こちらは感度，特異度両方に問題があり，イケテナイ検査でした．ところが最近，検出感度を高めた「新しい」GDH アッセイが加わり，トキシン・アッセイと一緒にできるようになりました．トキシンも最初は毒素 A だけしか測れなかったのですが，毒素 B も検出で

きるようになり，感度はどんどん高くなっています．

　ただし，GDH陽性，トキシンAB陰性のようにややこしいケースもあります．GDHは菌の存在を示唆しますが，「病気の存在」と同義かどうかはわからない．トキシンアッセイは感度が100%ではないので偽陰性のリスクがあります．こういうときは「臨床診断」しかありません．今後は毒素のPCRなどが現場に入ってくる可能性があります．

　ちなみに，感染管理についても同様です．CDIと診断したからには接触感染予防策，個室管理など適切な感染対策が必要になります．ここでも「臨床判断」が大事です．

　「マニュアルにはトキシン陰性のときは接触感染予防と書いてないから」と書類にこき使われてはいけません．マニュアルは人間の下位概念であり，その逆ではないのです！

治療はバンコマイシンでいいの？

　昔はバンコマイシンでした．**今では「経口メトロニダゾール」です．**

　メトロニダゾール（フラジール®）は長いこと，「トリコモナス腟炎」にしか適応がなく，ぼくら感染症屋を憤慨させてきました．本当はアメーバとか各種嫌気性菌など，いろいろなものに使えるのにぃ！　近年，感染症関連の行政部門が飛躍的に改善しており，「(偽膜性腸炎を含む) 感染性腸炎」にも使用可能になりました．

Rp: 　フラジール®（メトロニダゾール）MTZ　250mg　1日4回，
　　　あるいは500mg　1日3回を10〜14日

と治療します．海外のガイドラインでは，中等症，重症のCDIでバンコマイシンが第一選択肢ですが，これはフラジール®耐性菌，不応菌が増えたためです．幸か不幸か日本ではフラジール®をトリコモナスにしか使えなかったため，現段階では治療失敗例はアメリカやカナダほどではありません．さあ，みなさん大きな声で，ご一緒に．

「ここは日本だ！」

それでも治療が上手くいかないときは，経口バンコマイシン散®を用います．

Rp: バンコマイシン散® 125mg 1日4回を10〜14日間

ただし，「1回治って再発」の場合は，同じフラジール®を繰り返します．バンコマイシンに替える必要はありません．

それでも上手くいかないときは……この場合は感染症屋をコンサルするのがよいと思います．プロバイオティックはよく話題になりますが，現段階ではエビデンスに乏しく，お薦めできません．

あと，「原因となる抗菌薬の中止」も忘れずに．これも大事です．

ところで，絶食患者のCDIはどうやって治療するのか……これは頭の痛い悩みでした．海外では「当然のように」あったメトロニダゾール注射薬が日本では承認されていなかったからです．でも大丈夫．前述のように，ようやくメトロニダゾール注射薬，承認されました．アネメトロって変な名前ですけど．厚労省偉い！　PMDA偉い！　とたまにはヨイショしときます．

やはり予防が大事

英国では，キノロンとセフェムの使用を制限し，感染管理を強化したおかげでCDIを6割減らすことに成功しました（Walker AS, et al. Infections in Oxfordshire Research Database. Characterisation of *Clostridium difficile* hospital ward-based transmission using extensive epidemiological data and molecular typing. PLoS Medicine. 2012; 9: 1001172. http://www.plosmedicine.org/article/fetchObject.action?uri=info%3Adoi%2F10.1371%2Fjournal.pmed.1001172&representation=PDF Accessed April 30, 2014）．

院内ではキノロンとセフェムをなるだけ使わないことが重要です．

院内伝播も多いので，手指消毒の徹底も大事ですが，残念ながらCDにはアルコール製剤が有効ではありません．水と石鹸の古典的な手洗いが必要になります．

| まとめ | ・抗菌薬関連下痢症はどの抗菌薬でも起こりうる．治療はその抗菌薬の中止
・MRSA 腸炎はほとんどなく，あってもまれ
・CDI は日本では少ないみたい
・院内の下痢には便培養は原則不要．トキシンアッセイや GDH を活用して「臨床診断」
・治療はフラジール®が第一選択
・やはり予防が大事．不要な抗菌薬をやめよう |

❖文献

1) 相野田祐介. 院内における下痢症（*Clostridium difficult* 腸炎）. KANSEN JOURNAL No. 25. 2011. http://www.theidaten.jp/journal_cont/20110303J-25-1.htm
2) Bartlett JG. C diff: An Update from the Expert. Medscape Internal Medicine. May 20. 2014. http://www.medscape.com/viewarticle/824937?nlid=57754_430&src=wnl_edit_medp_fmed&uac=46045PX&spon=34 （登録必要）

コラム ①

血液培養はなぜ2セットか
（と感度，特異度についてのちょっとした考察）

　血液培養は2セットですよ，保険適用も取れましたよ，という話をしています．血液培養の「取り方」についても説明しました．

　さて，問題は「なぜ」血液培養は2セットでなければいけないのか，ということです．

　これは，「感度」と「特異度」の両方の理由があります．

　ちょっと，感度，特異度をおさらいします．

　感度は，「病気の人」を分母にし，そのうち検査陽性の人を分子にしたものです．分母に注目しましょう．分子で間違えることはまずありませんが，「分母」で間違えることは，わりとよくあります．人は分母からは注意がそがれてしまいがちだからです（これは分数一般によくみられる傾向です）．

　特異度は「病気でない人」を分母にして，そのうち検査陰性の人を分子にしたものです．

　感度が高い検査は，患者を「拾い上げる」のに便利です．その検査が陰性なら，病気を「除外」できる可能性が高いからです．特異度が高い検査は確定診断に便利です．その検査が陽性であれば，「病気をもっていない可能性」は低いからです（病気がなければ，検査が陰性になる可能性が高いからです）．

　感度は除外（rule out）に，特異度は確定診断に（rule in）に使うので，Snout, Spin なんて覚え方を英語ではします．Sensitivity は rule out に，specificity は rule in に，というわけです．

　感度，特異度「そのもの」を使って患者を評価することはできません．なぜかというと，目の前の患者が病気をもっているのか，いないのかはわからないからです（わかっていれば，診断のための検査は不要になります）．「分母」がわからないわけですから，これは使えない．

　代わりに，「陽性的中率」，「陰性的中率」は患者に使えます．陽性的中率は，「検査が陽性の人」が分母で，そのうち「病気の人」が分子になります．陰性的中率は「検査が陰性の人」が分母で，そのうち「病気がない人」が分子になります．こっちのコンセプトの方が，感度・特異度よりも直観的に理解できると思います．

これなら，目の前の患者の検査が陽性のとき，陰性のとき，その患者が病気をもっている，もっていない確率を直接検証できます．

むしろ，感度・特異度は患者の属性ではなく，検査の属性を評価するのに便利です．「その検査」がどれくらい除外・確定診断に役に立つか，という検査の吟味です．

しかし，感度・特異度を患者ケアに活かす方法もあります．それは，感度・特異度を組み合わせて用いるやり方です．すなわち，

感度／(1－特異度)
(1－感度)／特異度

という計算をするのです．

前者を「陽性尤度比」，後者を「陰性尤度比」と言います．「尤度（ゆうど）」とは耳慣れない名前ですが，ようするに「らしさ（likelihood）」のことです．

尤度比を使えば，単に「どこかの患者」に検査をするより，もっとレベルの高い検査結果の吟味ができるようになります．つまり，「おれはこの患者，アッペだと思う」という患者と，「おれはこの患者，アッペじゃないと思うけど，念のため検査しとこ」の患者を区別することができるのです．

この「この患者，アッペだと思う」を数値化したものを「検査前確率」と言います．例えば，80%とかの数字をここにあてます．「アッペじゃないと思うけど」はそうですね，10%くらいにしときましょうか．

この検査前確率と尤度比を組み合わせると，検査後確率が計算できます．これは「どこかの誰か」の検査結果を吟味する陽性的中率，陰性的中率よりも「この」患者にフィットした病気の確率になります．

で，この検査後確率の計算ですが，その理論も面倒くさいし，その計算も面倒くさいので端折りましょう．最近はスマートフォンで計算してくれるノノリがありますから（http://www.medcalc.org/）.

例えば，「これ，アッペだな」と思って検査前確率80%，（あなたの）超音波検査の感度が80%，特異度80%として，検査が陰性だったときの検査後確率は50%です．とてもアッペを除外できるものではない，ってことです．ちなみに検査が陽性だったら，検査後確率は94.1%．かなり自信をもってアッペと言えますね．

余談ですが，感度と特異度を足して1（100%）か，それに近い値のときは，「その検査は無意味」です．これは「尤度比」の定義をみればすぐわかります．例えば，感度95%でも，特異度5%の検査は無意味です．特異度95%，感度5%の検査も無意味です．どちらも陽性尤度比，陰性尤度比は1ですね．検査をしても検査後確率は検査前確率と同じになります．意味ないジャーン．

　ということは，感度だけ，特異度だけ見ても検査の善し悪しはわからないってことです．**感度と特異度，両方見なくっちゃ，いけない．**

　検査前確率という「主観」が現実に起きている病気のあるなしに影響するという「ベイズの定理」は長い間，論争のたねになっていました．主観が「事実」に影響するなんて，おかしいやん，というわけです．

　でも，主観を拠り所にして検査をしている岩田としては，主観を抜きに検査だけを頼りにする医療よりもより臨床医療的だと感じます．みなさんは，どうお考えでしょうか．ベイズについては，

シャロン・バーチュ著「異端の統計学　ベイズ」　草思社 2013

が無茶苦茶に面白いです．ご参照ください．

　さて，血液培養に戻します．

　血液培養1セットよりも2セットの方が検出率が高く，よって感度は上がります〔Cockerill FR 3rd, et al. Optimal testing parameters for blood cultures. Clin Infect Dis. 2004 15; 38(12): 1724-30〕．1セットだけの陽性はコンタミの可能性が拭えませんから，特異度も上がります．血液培養は感度の観点からも，特異度の観点からも，2セットの方がベターなのです．

　最近では，20ccよりも30ccのほうがええんちゃう？　好気ボトル2本と嫌気ボトル1本で2セット，6本ボトル出さんかい……という場末のスナックならママが歓喜しそうな研究も出ています．どうなんですかね〔Patel R, et al. Optimized pathogen detection with 30- compared to 20-milliliter blood culture draws. J Clin Microbiol. 2011 Dec; 49(12): 4047-51〕．

　あと，嫌気ボトルがどのくらい役に立つかも以前から議論がありますが，嫌気性菌感染を疑わない状況では，「とらない」という選択肢もあるんちゃう？　と

いう研究を岩田たちは以前出しています〔Iwata K, Takahashi M. Is anaerobic blood culture necessary? If so, who needs it? Am J Med Sci. 2008 Jul; 336(1): 58-63〕．例えば，コテコテの尿路感染のときとか．これもまだ，検証不十分な領域ですが．

　検査は「なぜ」やるのか，理解し，その必然性を確認しておくことが大事です．「やることになってるから，やる」というトートロジーはよくありません．「うちの医局ではこうなってる」もだめです．「教授がそうしろと言ってる」はもってのほかです．

　自分の頭で理解，納得して，患者のためにベストを尽くすのが，独立した医者のつとめなのです．昔，「血培とって陽性になると感染症内科が介入してくるから，患者の血培はとるな」という外科医がいましたが，こういう「患者にベストを尽くせない」医者は，いくらメスの持ち方が上手でも，外科医としては（ていうか，医療者一般としても）失格です．

❖文献

1) 松本哲哉, 満田年宏, 訳. In: Cumitech 血液培養検査ガイドライン 東京: 医歯薬出版; 2007.

I. 感染症診療大原則

CHAPTER 012:

予防接種も忘れずに

　外科領域においても予防接種は大事です．

　例えば，インフルエンザワクチン．外科の先生が関与するたいていの患者さんにはインフルエンザワクチンの適応があると思います．毎年秋になったらぜひワクチンを提供してください．もちろん，感染症屋にアウトソーシングして「打っといてね」でも OK です．あと，**自分自身に接種するのも忘れずに**．

麻疹，風疹，水痘，ムンプス

　産婦人科領域では，妊婦のワクチンが重要になります．ただ，妊婦になってからでは生ワクチンは打てません．「妊婦になる前に」麻疹や風疹ワクチンを提供しておくことが大事になります（ジレンマですね）．もちろん，妊婦だけでなく妊婦のパートナーなどにも広く提供するのが大事です．

　2014年から水痘ワクチンもようやく定期接種に組み込まれます（もっとも，小児だけが対象で，日本の場合は「キャッチアップ」とよばれる大人にワクチンを提供するシステムが未整備です）．

　麻疹，風疹，水痘，ムンプス（おたふく風邪）は，みんなが打っておいた方がよいワクチンです（どれも2回）．神戸大学では，一般の学生や職員は麻疹，風疹に，医学研究科や病院では4つ全ての病原体に対して抗体保有か予防接種歴の証明が求められています（http://www.kobe-u.ac.jp/campuslife/support/certificate/anti-measles-registrationH22.html　http://www.med.kobe-u.ac.jp/info/2008/hashika_3.html）．

B 型肝炎ワクチン，そして，HIV 感染者の診療拒否をしないということ

　神戸大学医学研究科ではこれに加えて，毎年のインフルエンザワクチンとB型肝炎ワクチンの提供も，原則必要とされています．自分や周囲を感染症から守るのは「常識」というわけです．

　B 型肝炎についてはワクチンで針刺し事故から身を守ることが可能です．半年かけて 3 回接種しますが，抗体ができない場合には，もう 3 回のシリーズを打ちます．それでも抗体ができない人もいますが，B 型肝炎表面抗体そのものが防御抗体ではなく，あくまでこれはサロゲートマーカーに過ぎません．ワクチンは抗体が高まっていない人にも防御能を発揮していると考えられています．ケースバイケースですが，B 型肝炎の免疫グロブリンを針刺し後に用いることで，感染を回避することも可能です．まあ，このへんの細かいところもみーんな感染症屋に「おまかせ」でもよいと思います．

　HBV は予防接種による針刺し対応が基本ですが，HIV に関しても対応策があります．残念ながら HIV に対する有効なワクチンは存在しませんが，PEP（ペップ，postexposure prophylaxis）とよばれる曝露後予防薬の内服で，感染を防ぐことが可能なのです．とくに近年は抗 HIV 薬の進化が目覚ましく，飲みやすくて副作用の少ない抗ウイルス薬がたくさん存在します．

　HIV 患者の針刺しはまれです．その針刺しによる感染はさらにまれです．もともと，B 型肝炎ウイルスは HIV の 100 倍，C 型肝炎ウイルスは 10 倍の感染力があると言われます．しかも，C 型肝炎ウイルスについては針刺し後の予防薬もワクチンも存在しません（もっとも，C 型肝炎の治療薬はものすごく進歩していますから，これは早晩できるかもしれませんが）．**針刺し対応という観点からは，HIV はもっとも御しやすいウイルスなのです．**

　それなのに，HIV 患者の診療拒否をする外科医は残念ながらわずかにいます．肝炎ウイルスは OK なのに，不思議な話です．高知県では歯科医が HIV 感染を理由に診療拒否をして，問題になりました（朝日新聞デジタル 5 月 8 日 http://www.asahi.com/articles/ASG547DT6G54PLPB010.html）．

　1980 年代にはアメリカにも HIV 感染者の診療を拒否する外科医がいたそうです．しかし，HIV の感染力とそのウイルスがもたらす影響が十分に理解されている現在，治療効果についても HBV や HCV よりもはるかに進歩している現在，HIV 感染者が適切な治療で天寿を全うできる可能性が高くなっている現在，このウイルスの感染をもって診療拒否するというのはとても残念なことだ

と思います．

　神戸大学病院にはHIV感染者の手術や手技を拒否する外科医はひとりもいません．大学病院だからハイテクな対応が取れる，という理由のためではありません．やっている対応策は標準予防策．どの医療機関でも当たり前のようにできるようなスペックだけで十分に対応が可能です．

　HIV感染をもって手術や手技を拒否する医師は，HIV感染のリスクを十分に理解しているから，ではありません．むしろ，HIVについて十分な知識をもたず，頭の中の観念，妄想，臆見，偏見などがそうさせているようです．医学的・ウイルス学的事実をちゃんと勉強した先生ほど，このような忌避的な態度からは離れています．

脾摘と肺炎球菌ワクチン

　脾摘を行う患者は，必ず「脾摘（2週間くらい）前に」ニューモバックス（肺炎球菌ワクチン）を接種しましょう．5年後に再接種を検討するのも大事です．

　脾摘はニューモバックスの保険適用項目の一つです．また，2014年より本ワクチンは定期接種に組み込まれ，65歳の方に用いることが可能になりました．よく忘れられているので，できればパスかなにかに組み込んでいただけるとうれしいです．

まとめ
- インフルエンザワクチンは毎年患者と自分に
- 麻疹，風疹，水痘，ムンプスは必須の生ワクチン．妊婦になる「前」に接種を．医療従事者もみんな接種を
- HBVワクチンは効果的な針刺し対策
- HIV感染者の診療拒否は止めましょう
- 脾摘の「前に」肺炎球菌ワクチンを

Ⅱ 各論編

A 整形外科医のための感染症診療　　86
B 泌尿器科医のための感染症診療　　106
C 心臓血管外科医のための感染症診療　　124
D 耳鼻科医のための感染症診療　　133
E 歯科・口腔外科医のための感染症診療　　150
F 産婦人科医のための感染症診療　　156
G 肝胆膵外科医のための感染症診療　　165
H 呼吸器外科医のための感染症診療　　173
I 脳神経外科医のための感染症診療　　178
J 皮膚科医のための感染症診療　　184
K 救急医のための感染症診療　　189
L 眼科医のための感染症診療　　194

II. 各論編
A. 整形外科医のための感染症診療

CHAPTER 001:

化膿性関節炎・滑液包炎，腱滑膜炎

化膿性関節炎（septic arthritis）

　整形外科領域の感染症はどれも怖くて難しくて治しにくいです．その中でも，とくに緊急性が高いのが**化膿性関節炎**です．関節炎を起こす疾患は数多くありますが，単関節に急性の関節炎を起こす疾患の代表例が，この化膿性関節炎と，痛風・偽痛風の結晶性関節炎です．**前者は予後がとても悪く，後者はそんなに悪くない．**

　化膿性関節炎の多くは「敗血症のなれのはて」です． どこからか菌が入り，血行性に関節に飛んでいくのです．皮膚から飛んでくることが多いので，湿疹など皮膚疾患のある患者ほどリスクは高いです．膝，股関節，肩など大関節をおかすことが多いです．1割ほどですが，複数の関節に感染を起こすこともあります．とくに淋菌性（播種性淋菌感染症）では複数の関節がやられることが多いですね．

　菌は壊れた関節の方が定着しやすい特徴があります．なので，痛風，偽痛風発作を起こした関節に化膿性関節炎を起こすことがまれにあります〔土井朝子，他．Klebsiella oxytoca 化膿性関節炎．偽痛風に合併した1例．感染症学雑誌．2006; 80: 750（会議録）〕．

　したがって，関節リウマチなど「もともと関節炎のある人」こそが化膿性関節炎のリスクです．化膿性関節炎と結晶性関節炎は病歴でもたいていは峻別可能ですが，そうでないことも多いのです．偽痛風の存在は，化膿性関節炎の非存在を証明しません（心不全と肺炎でも同じ問題が生じるのでしたね！）．

　やはり**関節穿刺が一番信頼できる峻別方法です．** 化膿性関節炎を疑ったら，必ず関節穿刺が必要です．

　穿刺時には，必ず細胞数を測りましょう（日本の整形外科医の先生には，細

胞数を計測しない方が若干おいでです）．5万/mm³以上の白血球があれば化膿性関節炎と診断し，エンピリックに抗菌薬を開始します．もっとも，5万以下であっても化膿性関節炎は否定できないですし，3分の1のケースでは5万以下なのです．

　外科的なドレナージも必要で，ドレナージチューブの留置，洗浄が通常は推奨されます．細菌が作る酵素や毒素により軟骨などの軟部組織が破壊されてしまうからで，機能予後に影響するためです．ベッドサイドのドレナージと手術室でのそれの，臨床的なアウトカムの差は，岩田が知るかぎりは吟味されていません．

　関節穿刺液は必ず培養に出してください．グラム染色もお願いしましょう．原因菌として多いのは黄色ブドウ球菌，連鎖球菌（肺炎球菌含む）などのグラム陽性菌が多いですが，淋菌も原因になりますし（性感染症），腸管内のグラム陰性菌も1割くらいの原因となります．結核や鼠毒（*Streptobacillus moniliformis*）も，まれな，しかし日本にまだある関節炎の原因です．これも日本で報告されましたが，Whipple病（*Tropheryma whipelii*）も吸収不全を伴う関節炎の原因になります．小児ではインフルエンザ菌（*Haemophilus influenzae*）や*Kingella kingae*が特にリスクとなります．こういうマニアックな細菌についていちいち知っておく必要はありません．感染症屋と協力して，外科的・内科的に治療をしていくのが肝心です．

　なお，淋菌は関節穿刺液培養では陰性になることが多く，生殖器や尿道，咽頭培養や遺伝子検査で診断します．咽頭検査が可能な遺伝子検査と，やってはいけない（他のナイセリアを間違えて見つけてしまう）検査もありますので，こういうヤヤコしい話も感染症屋に全部押し付けてしまうのがよいでしょう．ライム病も日本で見逃されやすい病気ですが，これは培養で生えないので，特殊な検査が必要です．

　血流感染が多いので，必ず血液培養2セットはとりましょう．ブドウ球菌や淋菌などでは心内膜炎の合併を検討することもあります．これも感染症屋と相談して，それぞれの専門性を活かして役割分担するのがよいでしょう．

　エンピリック治療は患者の重症度やグラム染色所見にもよります．**グラム陽性菌が見えたらバンコマイシン，グラム陰性桿菌ならゾシン®やメロペン®などから始め，培養結果を待ってもよいでしょう．**淋菌を疑ったらロセフィン®（セフトリアキソン）あたりから初めてもよいでしょう．近年セフェム耐性の淋菌

も増えていますが，それでも大多数の日本の淋菌なら大丈夫です（田中正利，他．日本全国から分離された淋菌の抗菌薬感受性に関する調査．感染症学誌．2011; 85: 360-5）．海外からの輸入例では？ これはやっぱり感染症屋コールが望ましいでしょう．治療期間は通常 4 〜 6 週間です．CRP 陰性になっても抗菌薬を中途半端に止めてはいけません．

| まとめ | ・化膿性関節炎は関節穿刺で診断．細胞数を忘れずに
・治療は抗菌薬とドレナージ |

化膿性滑液包炎（septic bursitis）

　人体には 150 以上の滑液包があります．滑液包炎は非感染性のこともありますが，急性に発症したときは感染性の化膿性滑液包炎を考えます．外傷後が特に多いです．肘頭や膝蓋前皮下包などがよく感染します．

　大事なのは，皮膚，皮下の蜂窩織炎と化膿性関節炎など近くにあるものとの峻別をすることです．他覚的可動域制限があれば関節炎を考え，それがなければ滑液包炎を考えます……がこんなの釈迦に説法ですよね．難しいときは MRI など画像検査で峻別します．

　基本的に，化膿性滑液包炎の予後はよく，1 〜 2 週間程度の抗菌薬でよくなります．**セファゾリンとかがファーストチョイスになることが多く**，よくならない場合は穿刺，培養などのさらなるワークアップをします．関節炎と異なり，ドレナージは必須ではありません．

腱滑膜炎（tenosynovitis）

　滑液鞘と腱に感染を起こすのが，腱滑膜炎ですが，テノシノバイティスという呼称の方が岩田にはすっきりきます．通常は屈側に起きることが多く，要するに前腕の手のひら側……に炎症が起きます．

　滑液鞘はばい菌のよい通り道になりますから，感染が起きると一気に手から肘へと炎症が波及します．でも，伸側は全然問題なし……という片側だけ焼いた魚みたいな状態になります．丁寧に触診すれば，蜂窩織炎とかとは全然違うことがすぐにわかります．蜂窩織炎が前腕屈側「だけ」に起きるなんて，不自然ですからね．皮膚の炎症も蜂窩織炎ほど派手でないことが多いです．

内科医も，あるいは救急のドクターも整形外科の先生ほど手足の診察は得意ではありません（膠原病科の先生を除く）．「腕が腫れている」という雑駁な診察をしていると，テノシノバイティスは見逃します．丁寧に腕の「どこ」が侵されているか，一所懸命診察します．

　テノシノバイティスは怪我した，噛まれた，刺された……みたいなエピソードをもつことが多いです．釣り針が刺さったとか，とげが刺さったとか．麻薬注射なんかもきっかけになります．

　原因菌は整形外科領域にはおなじみのブドウ球菌や連鎖球菌が多いですが，「人に噛まれた」ときの*Eikinella corrodens*（心内膜炎の原因としても有名），*Peptostreptococcus*, *Veillonella*, *Fusobacterium*といった嫌気性菌もしばしば原因になります．犬やネコに噛まれたら，*Pasteurella multocida*や*Capnocytophaga*, *Pseudomonas*などいろいろな菌が想定できます．*Mycobacterium marinum*, *M. abscessus*などの抗酸菌も時々見ますね．

　治療はユナシン®（アンピシリン・スルバクタム）のようなブドウ球菌，嫌気性菌をカバーするような抗菌薬療法ですが，もちろんこれは原因菌によります．長期投与がよいことが多いですね．

　外科的介入を要するケースも多く，ここが炎症でガチガチになると手が動かなくなります．鞘の中の液がどのくらい混濁しているかによってリスクを分類する方法もありますが，まあこのへんは整形外科の先生のご判断，って感じです．

❖ 文献

1) Ross JJ. Septic arthritis. Infect Dis Clin N Am. 2005; 19: 799-817.
2) Small LN, Ross JJ. Suppurative tenosynovitis and septic bursitis. Infect Dis Clin N Am. 2005; 19: 991-1005.

II. 各論編
A. 整形外科医のための感染症診療

CHAPTER 002:

急性・慢性骨髄炎，椎間板炎，硬膜外膿瘍，糖尿病足感染

整形外科領域が他の領域と異なり「厄介」なのは，**骨に細菌がくっついたら離れない**，という問題にあると思います．

骨についた菌は離れがたく，とくにブドウ球菌のようなメジャーな原因菌はねちっこくて離れがたく（こういうネチッとした存在，人間でもいますよね．「それはお前だ」というツッコミもありますが），人工関節などの異物が絡むとさらに離れがたい……いや，おそらくは離すのは不可能です（人工関節関連感染は後述）．

今回は，そういうねっちりした整形外科関連の感染症のお話です．

■ 急性骨髄炎・慢性骨髄炎

骨髄炎は局所から，あるいは血行性に菌が骨にくっつき，感染を成立させることによります．小児の骨髄炎はとくに血行性が多いです．

「骨髄炎」というと骨髄の感染，というイメージがわきますが，英語では osteomyelitis，すなわち「骨」と「骨髄」の感染症なんですね．ただ，日本語で「骨骨髄炎」と書いてしまうとコツコツしてゴロが悪いので，骨髄炎というわけ．

骨髄炎の分類には有名な Waldvogel とか，Ciery-Mader とかがありますが，実臨床ではほとんど使わないですね．どこの骨髄炎でも診療の原則はあまり変わらないので，こういう分類は学問的には意味があっても，診療上は「知らんでもええ」という感じです．

急性骨髄炎と慢性骨髄炎は単に時間経過の違いだけではありません．教科書にはいろいろ書いてありますが，厳密に何日以内だったら急性で，それ以上だったら慢性という区別は付けられません．腐骨を形成して血流がなくなり，抗菌

薬治療だけでは治らなくなった状態を「慢性骨髄炎」と言うのです．周囲の軟部組織や関節に感染が波及していることもあり，また骨折部位の骨癒合なども困難になったりして，「ぐずぐずの」感染症になりがちです．

診断は，MRI を用います． 一番感度が高くてよいと思います．

血行性のものなら血液培養が有用です．2 セットから黄色ブドウ球菌が検出され，骨髄炎があればこれが「原因」と断じてもほぼよいでしょう．

よくある失敗のパターンとしては，

❶ 血液培養をとっていない
❷ 心内膜炎を見逃している
❸ 培養前にフロモックス®などを漫然と使って訳がわからなくなってしまう

というものです．**骨髄炎は長期戦なので，必ず原因菌を突き止める努力をしましょう．** 血液培養で捕まえられないときは，骨培養，CT ガイド下での穿刺培養など，局所の培養が大事になることもあります．とくに，結核性椎体炎，いわゆるポッツ病の見逃しはとてもイタいです．必ず結核を除外する意味でも確定診断が必要です．

ちなみに，ツベルクリン反応や，クオンティフェロン（QFT）といった結核菌に対する免疫学的検査は，「結核菌が体内にいる（いた）」ことを示唆しても，「その骨髄炎の原因が結核である」ことは証明してくれません．培養検査がなければ感受性検査もできず，感受性検査ができなければ，どの抗結核薬が有効なのかもわかりません．細胞性免疫の低下した患者さんだとツ反もQFTも偽陰性になりやすく，「検査が陽性でも陰性でも判断は同じ」ということもよくあります．Tissue is the issue の格言にもあるように，局所の培養検査を端折ってはいけないのです．

治療はすでに述べた escalation でいきます．**エンピリックには「培養を取った後で」セファゾリンなどを用い，培養の結果を受けて必要なら抗菌薬を変更します．**

急性骨髄炎なら治療期間は通常 4 〜 6 週間，慢性なら抗菌薬治療だけでは治癒に至らず，デブリドマン，アンプテーションといった「腐骨の除去」が必要になります．手術適応のない高齢者などでは，半年から生涯といった内服抗菌薬で「抑えこむ」ことも検討されます．このときは，やはり「狭い抗菌薬」を優先させ，ケフレックス®（セファレキシン）などを用います．ザイボックス®

（リネゾリド）などは，値段も冗談みたいに高いですし，数週間の使用で血球減少の副作用もよく起きますから，慢性骨髄炎の治療には適していません．

CRPは低めで低空飛行を続けたり，ちょっと上がったり下がったりしますが，こういう微細な変化に一喜一憂するのはよくありません．CRPが1上がるたびに抗菌薬をとっかえひっかえ，というのはよく見るプラクティスですが，前述のように

抗菌薬を替える

というプラクティスはたいてい**間違っています**．数ヵ月単位での大局的な検査結果の判断が重要です．また，CRPは陰性化する必要はないので，1くらいでくすぶっていても，ばしっと抗菌薬を切ってもかまいません．逆に，2週間くらいの治療でCRPが陰性化したとしても抗菌薬を切ってしまうのはご法度です．

ポッツ病やブルセラ症のような特殊な骨髄炎については，さっさと感染症屋に「まるなげ」が一番です．ブルセラってなんだっけ，ネットで調べると，関係ないサイトが大量にヒットします．

まとめ
- 骨髄炎は急性と慢性に分ける
- 診断はMRIで
- 治療は狭い抗菌薬から，escalation（必要なら）

椎間板炎，硬膜外膿瘍

骨髄炎の亜型，椎体炎（vertebritis）は，たいていは血流感染です．血液から椎体に細菌がつきます．ここから椎間板炎（diskitis）も起きることがあります．炎症により前方椎体から破壊が進むので，いわゆる「gibbous」という状態を作ることでもよく知られています．gibbousとはもとは「せむし」の意味で，椎体前方が破壊され，それが楔状につぶれることで背中が丸くなってしまうのですね．結核菌によるポッツ病でも同じことが起こります．

椎体炎や椎間板炎の感染が硬膜外に波及すると「硬膜外膿瘍」（epidural abscess）となります．

すなわち，椎間板炎，椎体炎，硬膜外膿瘍は同じ感染症の連続的な概念で，その炎症の波及がどこまで進行するかによって分類するのです．形態的な違いは

ありますが，治療の基本は上述の通りで，同じです．もちろん，二次的な圧迫骨折や，硬膜外膿瘍による脊髄の圧排など物理的な問題については，内科的な治療は困難ですので整形外科の先生による外科的処置が必要になる可能性が高まります．これについては，もちろん釈迦に説法ですので岩田の方から申し上げることはありません．

■ 糖尿病足感染

　糖尿病患者は，高血糖などによる全身的免疫抑制のためにいろいろな感染症が起きやすいのが特徴です．尿路感染，胆嚢炎などいろいろ起きます．

　最近では，SGLT2 阻害薬とよばれる新しい糖尿病薬が注目されていますが，これは血中の糖を尿に積極的に排出させるという新しいメカニズムの薬です．そりゃ，すごいじゃん，と多くの医師が飛びつきましたが，**尿糖が増えると尿路感染が起きやすくなるのが問題です．**腟カンジダ症が増加することも臨床試験で示されています．内科系電子教材の UpToDate には「Given the absence of long-term efficacy and safety data, we do not recommend sodium-glucose co-transporter 2（SGLT2）inhibitors for routine use in patients with type 2 diabetes. →お薦めしません」となっています．でも，日本では長期予後とか無関係に糖尿病の新薬は売れるのが常なので，たぶん売れるのでしょう．

　日本の内科医は新発売の薬にすぐ飛びつく悪いクセがあります．ディオバン®にまつわるデータの捏造なんて，背景に温床は十二分にあるわけです．

　まあ，ここで外科の先生がたにグチっても仕方ないですけど．

　さて，糖尿病と感染症で，特に問題になりやすいのが，diabetic foot とよばれる足の感染症です．足の感覚障害と血流障害のために皮膚の損傷がどんどん進行し，そこに菌が入って感染症が起きるのです．

　糖尿病足感染の診断のポイントは，それが「潰瘍や皮膚の破損だけ」なのか，そこに感染が起きているのか，を峻別することにあります．局所や全身に炎症所見があるのが原則です．熱，白血球，CRP といった全身所見，局所の熱感，紅斑，圧痛（ま，これはアテにならない……感覚神経やられてますから），腫脹，膿が出てくるなど．こういった感染徴候がない場合は，抗菌薬の意味はありません．潰瘍は抗菌薬では治りません．

　さて，「糖尿病足」のみならず，「感染」もあると判断した場合，よく見逃されている注意すべき点が 2 つあります．

❶ 潰瘍や皮膚のスワブ培養を「出さない」こと
❷ MRIなどで骨髄炎の合併がないことを確認すること

　皮膚や潰瘍には常在菌がおり，それは感染症の原因菌と合致していない可能性が高いです．とるならば（とれるならば），深部の膿瘍を注射器でとるなどをします．骨髄炎があると治療期間がずっと延びますし，慢性骨髄炎ならばデブリが必要になるので，糖尿病足感染を疑ったら，原則 MRI で骨髄炎の有無は確認しておく方がよいです．

　さあ，糖尿病足感染の治療原則はやはり「狭くから広く」の escalation 療法です．全身状態が悪いときはその限りではありませんが，最初はケフレックス®（セファレキシン）などを使って治療効果を見ます．骨髄炎があるときはそれに準じて治療します．血流が悪いときはバイパス術やカテーテル治療，アンプテーションなど外科的治療が効果的です．悪臭があるときは嫌気性菌カバー？　という意見もありますが，もともと足はそんなにいい臭いしませんし．もっとも，嫌気性菌の臭いは独特なので，「わかる人にはわかる」ことはあります．点滴治療なら，セファゾリンとかユナシン®（アンピシリン・スルバクタム）で始めることが多いです．

　もちろん，原疾患の糖尿病の治療が一番大事なのは，言うまでもありません．糖尿病足は「作らないこと」が肝心です．

まとめ
- 糖尿病足感染は多い
- スワブで診断しない
- 治療は狭く，escalation（必要なら）

❖文献

1) 岩田健太郎, 土井朝子. 糖尿病患者の発熱へのアプローチ. In. IDATEN 感染症セミナー. 病院内／免疫不全関連感染症診療の考え方と進め方. 東京: 医学書院; 2011.
2) Calhoun JH, Manring MM. Adult osteomyelitis. Infect Dis Clin N Am. 2005; 19: 765-86.
3) Kaplan SL. Osteomyelitis in children. Infect Dis Clin N Am. 2005; 19: 787-97.

Ⅱ. 各論編
A. 整形外科医のための感染症診療

CHAPTER 003:

壊死性筋膜炎とガス壊疽

▌壊死性筋膜炎

　壊死性筋膜炎（necrotizing fasciitis）は内科的・救急的・整形外科的・形成外科的・皮膚科的エマージェンシーです．なので整形外科に限定する必要はないのですが，いちおうここに入れておきます．

　壊死性筋膜炎は筋膜（fascia）の病気です．itis がつくと炎症なので fasciitisですが，この i が 2 つつくのがスペルめんどくさい，と思うのは岩田だけでしょうか．

　壊死性筋膜炎は 1 回経験してしまえば，それも早期診断を体験してしまえばあとはまったくシンプルな病気になります．少なくとも診断においては．

　筋膜は血流が乏しいため，細菌に対する白血球などの免疫細胞が機能しにくい特徴をもっています．そこで，壊死性筋膜炎が起きると筋肉や皮膚・皮下組織を無視してどんどん筋膜にそって病変が進行していくと考えられています．

　さて，壊死性筋膜炎に次のようなイメージは，**診断の邪魔になるのですっぱり忘れましょう．**

❶ （教科書の写真によくあるように）病変部が壊死して真っ黒．ブラ（大きな水疱）ができていて，患部が腫れ上がり，いかにもヤバげな感じ
❷ 皮膚を切開すると，ドロドロと悪臭を伴う膿が……
❸ 患者は免疫抑制や臓器障害をもつ，「いかにも」な感じの患者

　こういうのが，典型的な壊死性筋膜炎に対する「間違った」イメージです．もちろん，壊死性筋膜炎も最終的には真っ黒，腫れ上がり，ドロドロになり

ます．しかし，それは進行してもう手がつけがたくなった壊死性筋膜炎の成れの果てです．「そうなる前」に診断するのが肝心だと思います．

では，発症初期（数時間以内）の壊死性筋膜炎とはどのようなものか．

それは，上記のように「筋膜」だけが侵されている状態です．したがって，皮膚病変はなく，腫れ上がってもいません．筋膜は外からは見えませんから，外からは患肢は正常に見えます．

しかし，2つの点が特徴的で，これで壊死性筋膜炎を早期診断できます．

❶全身状態がとても悪い
❷患肢は見た目問題なさそうなのに，やたら大げさに痛がっている

これは，早期の壊死性筋膜炎ほぼ全例に見られる特徴です．救急室に入ったとたん，「あれ，この人，壊死性筋膜炎じゃないかなあ」と感じ取ることすら可能です．患者を診る前に，咳だけでクループを診断できるように．待合室で座っている患者の姿勢を見て，「あ，この妙に前のめりな姿勢，ひょっとして，急性喉頭蓋炎かな」とわかる（ことがある）ように．

とにかく，血圧低め，熱高め，頻脈，頻呼吸，冷や汗ダラダラで苦痛に顔を歪め，ちょっと触るとすごく（正常に見える）脚を痛がる……みたいなのは，すぐに外科系ドクター，コールです．そして，呼ばれた先生はぜひ皮膚切開，筋膜を見ていただきたいのです．

そこからは，膿は出てきません．筋膜が溶けたような，漿液性の液体がサラサラ出てきます．筋膜の色は濁っていて，普段のようなつやつやな生気がありません．この液をグラム染色すると，グラム陽性連鎖球菌が見えたりして，これでバッチリ診断終了です．

すぐにオペに連れて行き，可及的速やかにデブリドマンです．CTもMRIも不要です．よく教科書に「MRI所見は……」なんて説明がありますが，MRIの所見があろうとなかろうとすでに診断は明らかですし，撮影までの時間がもったいないです．というか，時間単位で進行していくこの疾患に対して，患者をひとりぼっちでチューブに入れるのは，岩田は恐ろしくてとてもできません．

血液検査は臓器障害の程度を見るのには有用ですが，どうせ白血球は高く，CRPも高いので，診断にはあまり寄与しません．どのみち，血液検査の結果が出る前にアクションをとらねばなりません．血液培養2セットは必須で，しばしば陽性になります．

血液培養や患部の培養をとったら速やかに抗菌薬治療です．壊死性筋膜炎は，

タイプ1. 嫌気性菌を含む混合感染（糖尿病など基礎疾患を持つことが多い）
タイプ2. *Streptococcus pyogenes*（A群溶連菌．この場合，toxic shock syndrome, TSSを合併することが多く，とくに基礎疾患がなくてもよいです．また，最近はB群など，A群以外の溶連菌による壊死性筋膜炎も散見します）．

に分けられます．タイプ1をカバーするため，この致死的なエマージェンシーに対してはえげつなく，身もふたもない治療をします．すなわち，

Rp: メロペン® MEPM 2g 8時間おき，およびバンコマイシン VCM 1g 12時間おき

みたいな，何の工夫もないレジメンです．いいんです．この疾患に関しては，これは正当化されます．そして，毒素産生を抑えるため，

Rp: ダラシン®（クリンダマイシン）CLDM 900mg 8時間おき

を容態が安定するまで併用します．
　前述の通り，昔「チエダラ」といって，智慧無無……じゃないや，チエナム®（イミペネム・シラスタチン）とダラシン®（クリンダマイシン）の併用が日本で流行しましたが，微生物学的・感染症学的にはまったく意味のない併用療法です．しかし，壊死性筋膜炎に限定すれば，このようなカルバペネム，リンコマイシンの併用は（毒素産生を抑えるという観点から）正当化されます．同じ目的で免疫グロブリンの投与が行われることもあります．
　原因菌が判明したら，de-escalationをします．ダラシン®は容態が安定するまで（感受性とは関係なく）続け，

タイプ1ならしばしば

Rp: ユナシン® ABPC/SBT 3g 6時間おき

タイプ2なら

Rp: ペニシリンG® PCG　400万単位　4時間おき

のように治療します．治療期間は壊死の進行やデブリドマンの程度にもよりますが，通常4週間程度行われます．

まとめ
- 壊死性筋膜炎は，間違ったイメージに騙されないこと
- 広域抗菌薬とデブリドマンが大事．ダラシン®もかませること

ガス壊疽

ガス壊疽（gas gangrene）は最近，クロストリジウム筋壊死（Clostridial myonecrosis）なんてよばれたりもします．クロストリジウム（*Clostridium*）は土壌に存在する嫌気性菌で，外傷などの汚染を契機に感染します．2008年の四川大地震のときは，建物倒壊後の外傷からガス壊疽が複数発生しました［Chen E, et al. Management of gas gangrene in Wenchuan earthquake victims. J Huazhong Univ Sci Technol Med Sci. 2011 Feb; 31(1): 83–7.］．

C. perfringens などが産生する毒素により，筋壊死が起こり，ガス産生が見られます．臨床的には壊死性筋膜炎とほとんどおんなじプレゼンで，バイタルサインが悪化，重症感が強くてものすごい疼痛がみられます．あと，*C. septicum* もガス壊疽を起こしますが，こちらは嫌気環境でなくても増殖する不思議なクロストリジウムです．治療はやはり，ペニシリン大量投与とクリンダマイシン，そして緊急のデブリドマンです．高圧酸素療法はよく議論になりますが，その効果については意見が分かれています．

黄色ブドウ球菌も化膿性筋炎（pyomyositis）や壊死性筋膜炎を起こしたりしますし，肝硬変患者の *Vibrio vulnificus* とか，近縁の感染症はいろいろありますが，こういうマニアックなネタは感染症屋さんに「まるなげ」でいいと思います．

❖文献

1) Bisno AL, Stevens DL. Streptococcal infections of skin and soft tissues. N Engl J Med. 1996; 334(4): 240–6.
2) Low DE, Norrby-Teglund A. Myositis, pyomyositis, and necrotizing fasciitis. In: Long: Principles and Practice of Pediatric Infectious Diseases. 4th ed. 2012. Saunders, Elsevier; p.462-8.
3) Stevens DL, Baddour LM. Necrotizing soft tissue infections. UpToDate. Last updated Jan 21, 2014.
4) Stevens DL. Clostridial myonecrosis. UpToDate. Last updated Jan 30, 2014.

II. 各論編
A. 整形外科医のための感染症診療

CHAPTER 004:

人工関節関節炎

　整形外科系感染症で一番厄介なのは異物感染．とくに人工関節が感染すると，治療は非常にやっかいです．

　異物には細菌が作るバイオフィルムがとりつき，そこに微生物が「隠れて」しまうと，抗菌薬治療は効かなくなります．なので，「異物は抜去」が必要になるのです．

　しかし，カテーテルなどとは違い，人工関節は「じゃ，ちょっと取っ払って」と軽く抜去することは困難です．骨が弱くなった高齢者ではなおさらそうで，そういう方々に限って人工関節を有しやすい人たちだったりするのです．ジレンマです．

　人工関節感染は，

「関節置換術すぐ後の感染」
「その後の感染」
「さらに後の感染」

の3つに分類できます．

　「関節置換術後すぐの感染」は，術中に汚染された菌による，まあSSIでして，黄色ブドウ球菌やグラム陰性菌が原因になります．が，バイオフィルムをまだ形成していないので，抗菌薬治療のみで治癒することもあります（治癒しないこともあります）．

　「その後の感染」は，術中に入った弱毒菌が時間をかけて感染を成立させるものです．典型的にはコアグラーゼ陰性ブドウ球菌（CNS）が原因です．

　「さらに後の感染」は，人工関節に「後から」感染が起きるもので，とくに血

流感染の成れの果てとしての感染が多いです．ブドウ球菌，連鎖球菌，グラム陰性菌など多くの菌が原因となります．

　人工関節感染の治療は非常に厄介です．が，不幸中の幸いなことに，たいていは緊急事態ではありません．関節穿刺液や膿の培養をしっかりとり，確定診断と原因微生物の同定をしてから，ピンポイントで殺せる狭い抗菌薬を選択し，最大量で治療します．

　残念ながら，培養検査なしで「とりあえず」と抗菌薬を使ってしまうケースを散見します．もっと残念なケースは，フロモックス®やメイアクト®のようなバイオアベイラビリティの悪い経口セフェムを「とりあえず」使ってしまうケースです．CRPは若干下がるかもしれませんが，決して問題は解決せず，「ドロドロ」になってしまうリスク大です．絶対に止めましょう．

　人工関節は抜去，再置換が必要になることが多いですが，それを1回でやるのか（one-stage），2回に分けてやるのか（two-stage）については意見が分かれています．前者はヨーロッパで，後者はアメリカでよく行われます．後者の方が微生物学的には理にかなっていますが，ベッド安静期間が長くなることもあって，全体の予後を悪くする可能性も懸念されます．現段階では，両者のうちどちらがベターか，という決定的なデータはありません．

　two-stageの場合でも，何週間抗菌薬を提供してから置換するのかなど，わからないことが多いです．

　ただし，よくある，しかし意味がないであろうプラクティスはあります．それは関節液培養が「陰性化」するまで抗菌薬を用いる，というものです．たとえ培養が陰性化しても菌は消えていません．人工関節のバイオフィルムのなかに巣くっていますから，培養が陰性化してもあまり意味はないのです．ていうか，本当に菌が消えていたのであれば，関節置換術は必要ないわけで……

　同様に，抗菌薬入りのビーズやセメントもよく用いられますが，その効果も定かではありません．抗菌薬の還流療法は二次感染のリスクもあるため，またこれを支持する臨床データも乏しく，岩田はあまり推奨しません．

　抗菌薬は典型的には4～6週間使うことが多いです．経口薬にスイッチも可能です．例えば，

Rp: 　セファゾリン　CEZ　2g　8時間おき

を 2 週間使い，残りを

Rp: ケフレックス®（セファレキシン） CEX 500mg 1日3回

みたいなのが典型的です．ケフレックス®のような「古いセフェム」のほうが，原因菌にどんぴしゃりで，バイオアベイラビリティもよいのでした．新薬に安易に飛びつかないというのは大事な教訓です．

まとめ
- 人工関節感染は，異物感染．異物除去が原則
- 関節置換には one-stage と two-stage の方法がある
- 治療は 4 ～ 6 週間

❖文献
1) Sia IG, et al. Prosthetic joint infections. Infect Dis Clin N Am. 2005; 19: 885-914.
2) Berbari E, Baddour LM. Treatment of prosthetic joint infections. UpToDate. Last updated Sep 19, 2013.

コラム②

「エビデンスないんでしょ」
「いや，エビデンスは常にある」

　EBM（evidence based medicine）という言葉はすでに人口に膾炙し，EBMという言葉を知らない人はほとんどいなくなりました．

　ただ，未だに「アンチ EBM」の人は多いですね．

　「アンチ EBM」よりも，もっと厄介なのは「エビデンス」という言葉を「武器化」してしまう人たちです．

　例えば，A という抗菌薬を使ってはどうでしょう，とか何日間治療しましょうか，という話をした時に，「そんなのエビデンスあるんですか」という感じで反論されるパターンです．非常にまれではありますが，「エビデンスないんでしょ」を「お前のいうことは聞かないよ」という一種の「脅し文句」として使っている先生もおいでです．

　残念な話ですが，「エビデンスないんでしょ」とか「エビデンスあるんですか」とおっしゃる先生がたは，ある意味「アンチ EBM」派の先生たちよりも EBM を理解していない，と言わざるをえません．

　なぜなら，エビデンスは「ある」，「ない」といった議論をするものではないからです．いや，エビデンスは「常にある」のです．

　ときどき，EBM のことをランダム化比較試験（RCT）と同義だと勘違いしていらっしゃる先生がいます．「ランダム化試験がないんだから，先生の言ってることにはエビデンス，ないんでしょ」みたいな「すごみ方」をされるのです．

　EBM のパイオニア，デビッド・サケット医師は，エビデンス・ベイスドな診療を，

「良心的かつ実直で，慎重な態度を用い，現段階で最良のエビデンスを用いて個々の患者のケアにおいて意思決定を行うこと．それは個々の臨床的な専門性と，系統だった検索で見つけた最良の入手可能な外的臨床エビデンスの統合を意味している」

と定義しています．

　「最良の入手可能な外的臨床エビデンス (the best available external clinical evidence)」というのがキモです．Best available……手に入るかぎり，もっと

もよいものを活用して，個々の臨床医の専門能力と組み合わせて意思決定するのです．

感染性心内膜炎の手術適応には複数ありますが，その中で「心内膿瘍形成」があります．診療ガイドラインにも載っているこの適応ですが，ぼくの感染症の師匠，ダナ・ミルドバンによると，これは彼女が書いた1例ものの症例報告によって得られた適応なんだそうです〔Mildvan D, et al. Diagnosis and successful management of septal myocardial abscess: a complication of bacterial endocarditis. Am J Med Sci. 1977 Dec; 274(3): 311-6〕．

1例ものの症例報告は，「エビデンス」としては強固ではありません．しかし，心臓の中に膿がたまったらさすがにオペは必要でしょう，という我々の「常識」とか「経験知」は存在します．まれな心内膿瘍患者のRCTを行うのは困難，という「現実的な制約」もあります．この手術適応が30年以上たった今もひっくり返されていない，という「歴史の重み」もあります．ガイドラインの推奨通り早期手術をすると，患者の予後は改善する，というRCTはあり〔Kang D-H, et al. Early surgery versus conventional treatment for infective endocarditis. N Engl J Med. 2012; 366(26): 2466-73.〕，これは膿瘍形成のある心内膜炎はオペをした方がよかろう，という「状況証拠（エビデンス）」になっています．

敗血症に抗菌薬を使う，というのはランダム化比較試験による「エビデンス」が得られたわけではありません．しかし，抗菌薬が敗血症患者の命を何十年も救ってきたのは明々白々の事実です．このような露骨な効果がはっきりしている場合は，むしろ比較試験をするのが倫理的には不適切です．パラシュートをして飛び降りる群としない群で空から飛び降りる比較試験が存在しえないのも，空から飛び降りるときのパラシュートの効果が明々白々だからです．

したがって，（質の高い）診療ガイドラインを読んでいると，「エビデンスレベル」と「推奨レベル」は区別されて，二段構えに書かれています．たとえエビデンスの質がそんなに高くなくても，エキスパートの経験や「常識」に照らし合わせれば，推奨度は高くなるのです．これこそ，サケットのいう「臨床的な専門性とエビデンスの統合」というものでしょう．

抗菌薬の選択や投与量や投与間隔，投与期間など，感染症の領域には確固たるRCTが存在しないことは多いです．病原体も感染症も抗菌薬も種類がとても多いので，全ての項目においてRCTを組むのは現実的ではないからです．

しかし，それは「エビデンスがない」という意味では決してありません．微生物学や薬理学，臨床的な経験や学知，あれやこれやの手持ちのリソースを最大限活かし，「The best available evidence」を臨床的な専門性と組み合わせて，「今ある中での最良の解」を模索しているのです．「エビデンスがない」のではなく，「ここまでのエビデンスはある」なのです．

例えば，膿瘍性疾患．肝膿瘍などをドレナージし，抗菌薬を数日行くと熱は下がり，CRPは下がります．ここで抗菌薬をオフにして退院になってしまう事例は多いです．

しかし，ぼくらが肝膿瘍を診るときは必ず最低4週間の抗菌薬投与を推奨します．それは，病原微生物を殺し尽くすのに必要な抗菌薬投与日数という微生物学的・薬理学的知見に基づいていますし，CRPが下がっても細菌は生きており，これを放っておくと再発のリスクが高いという「理論」に基づいていますし，そうやって抗菌薬をオフにされて数週間後，数カ月後に膿瘍再発という「イタい」事例をたくさん診てきたという「経験知」に基づいていますし，感染症の教科書にもそのように記載があるという「権威と歴史」にも基づいています．それはRCTで得られてはいないものの，手持ちの情報を全て活用した「The best available evidence」に他ならないのです．

メスを持つ角度，糸を結ぶときの指の力，鉤引きの引き具合など，手術にまつわる「エビデンスのない」領域はたくさんあることと存じます．しかしそれは「上手なメスの使い方」，「上手な糸結び」が存在しないことを意味しません．上級医が「糸はもっとこういうふうに結ぶんだ」と教えたとき，研修医が「そんなのエビデンスありませんよ」と言ったらどうでしょう．ぶん殴りたくなりませんか？ ぼくなら，足くらい蹴っ飛ばします．

繰り返します．エビデンスとはRCTのことではなく，「ある」，「ない」とまっ二つに分断するような概念でもありません．ぼくらにとって大事なのは自分のもつ専門性と最新の医療情報を駆使して，「患者にベストを尽くすこと」に他なりません．そして，サケットの精神を尊重するのであれば，EBMにおけるエビデンスは「常にある」のです．

II. 各論編
B. 泌尿器科医のための感染症診療

CHAPTER 001:

前立腺炎とその周辺

　もちろん，前立腺炎について泌尿器科の先生に意見申しあげるなんて，なかなかビビってできません．とはいえ，感染症屋目線でときにピットフォールになりがちなところもあるといえば，あります．その点だけ，かいつまんで申し上げます．

■ 急性前立腺炎

　一般的な細菌性（大腸菌）と，性感染症（STD）と，両方の可能性があるのが要注意です．

　サンフォードガイドには35歳未満で淋菌，クラミジア．35歳以上で腸内細菌科や腸球菌って書いてありますが，43歳になった岩田としては「バカにすんな」って感じです（何が？）．

　診断は指1本の直腸診ですが，教科書に前立腺炎の所見に「PSAの上昇」とあって少しびっくりしました．「その目的」でPSAを測定するかなあ，て感じです（あがるでしょうけど）．

　尿のグラム染色と培養検査はご案内で，これは再発時の対策も考えると是非やっておいた方がよいです．STDを疑ったら，淋菌クラミジアの各種遺伝子検査も行います．

　治療はSTDなら定番のセフトリアキソン1g 点滴1回とドキシサイクリン100mg 1日2回を10日間．細菌性であれば，岩田はあえて

Rp: バクタ® TMP/SMX 4錠 分2 1日4錠を10日間

を推奨します．日本の大腸菌のキノロン耐性率が高いためです（もちろん，医

療機関ごとのアンチバイオグラムにもよりますが）．耐性菌情報は「あなたの」周辺事情を示すアンチバイオグラムを使うのが最良ですが，厚生労働省のJANISを用いてもよいでしょう（https://news.google.co.jp/nwshp?hl=ja&tab=wn）．

　もちろん，シプロやクラビット®といったキノロンが「だめ」ということはないのですが，将来のキノロンの感受性を残しておくためにも，結核などの誤診を回避するためにも，できれば「セカンドライン」にしておいた方がよいと思います．

　前立腺炎は治療に難渋することがありますが，多くの場合は治療薬をコロコロ変えるのではなく，治療期間を延長することで対応できます．4～6週間の治療を要することも珍しくありません．

　あと，日本は今でもレボフロキサシンのジェネリックが300mg分3ですが，これは薬理学的に「間違い」です．ジェネリックの添付文書がブランド品に合わないという日本の医療政策のヘンテコっぷりが爆発ですが，しかたないので，クラビット®を使いましょう．どうなってんねん，ほんま．

　ちなみに，比較的珍しいですが，入院を要するような前立腺炎の治療の場合は

Rp: ユナシン®（アンピシリン・スルバクタム）ABPC/SBT　3g　4回

のような点滴治療が使えます．前立腺炎にはβラクタム薬が使えないと思われていることがありますが，そんなことはありません．炎症のある場合の前立腺はちゃんとβラクタムを通します．繰り返しますが，ユナシン®の1日量は3×4の12gです．

　ちなみに，日本にはカルバペネムとキノロンはたくさん種類があって，MRさんが「うちのキノロンは他のキノロンよりうんとかかんとか」とか言ってくると思いますが，微細な差に過ぎず，臨床的には意味がないと言うのが岩田の見解です．シングルアームスタディーで，「こんなに治りました」みたいなデータがあるだけで，きちんとした比較試験は，岩田が知るかぎり皆無です．

　内科医たちもよく振り回されていますが，MRの意見に診療を振り回されるのは，プロの医者としてはいかがなものか，というのが岩田の意見です．そろそろ，製薬メーカーから医療情報を提供される，という日本の悪しき文化からは退却しないと，またディオバン®事件みたいなことが起きますよ，ほんと．

慢性前立腺炎

慢性前立腺炎はやっかいな病気です．細菌性のこともありますが，非感染性のことも多く，そのなかには慢性骨盤疼痛症候群（chronic pelvic pain syndrome）という，（おそらくは）身体化表現性障害の一種も混じっています．
よく見るのが，こんなストーリー．

「生まれて初めて風俗に行って，その後性感染症が心配になって，前立腺がイタくなって，あっちこっちの泌尿器科に行って，検査は陰性なんだけど抗生剤もらって，全然よくならなくて，そうこうしているうちに変な耐性菌が検出されて，それを殺して，また不安がまして，ネットで情報を見ていたら怖い話ばかりで……」

何度も繰り返しますが，「抗菌薬をとっかえひっかえ」はご法度です．なぜ何度も繰り返すかというと，そういうエラーは非常にコモンだからです．2回，3回と抗菌薬を替えて効果がないときは，「そもそも抗菌薬を使う，という方法論に問題があるのではないか」という内省的・反省的態度が重要です．
前医で何が行われたかを確認するのは絶対に必要です．このシンプルな問診すらとっていないことも多いのです．前医で2・3回抗菌薬を使用しているのに，その問診をとっていない．ひどいときには，フロモックス®が出されていた（そしてよくならない）人にメイアクト®を出したりしています．こういうのはやはりよくないと思います．
こういうときは，受診─→抗生剤─→また受診という悪循環を打ち切り，「感染症ではないですよ」という明快なメッセージを伝えて，抗不安薬や漢方薬や認知行動療法などを駆使して，この苦痛のサイクルを断ち切らねばなりません．
ちなみに，神戸大病院感染症内科はこのような「感染症と"その周辺"」も守備範囲にしていますので，認知行動療法とか言われてもなあ，という先生はご紹介いただいても全然かまいません．ぜひご紹介ください．
細菌性慢性前立腺炎では最低6週間くらいの経口抗菌薬を用います．「A. 整形外科医……」のときも申し上げましたが，小さいCRPの上がり下がりには一喜一憂せず，抗菌薬をコロコロ変えないのが肝要です．
海外では，ホスホマイシンの効果が注目されていて，近年耐性菌を中心に使われることが多くなってきました．

残念ながら日本のホスホマイシン（ホスミシン®, fosfomycin calcium）は，海外のもの（fosfomycin trometamol）と異なり，消化管からの吸収が12%しかありません．これでも単純性膀胱炎程度なら効くかもしれませんが［Matsumoto T, et al. Clinical effects of 2 days of treatment by fosfomycin calcium for acute uncomplicated cystitis in women. J Infect Chemother. 2011 Feb; 17(1): 80–6］，前立腺炎，とくに難治性の慢性前立腺炎では投与量を相当上げたり，（もしあれば）膿瘍形成時のドレナージがないとなかなかつらいと思います．

　膀胱癌の治療でBCGを用いますが，この生ワクチンが慢性前立腺炎のような感染症を起こすことがときどきあります．結核同様に治療しますが，ドレナージの創が治りにくいなど，「結核特有の問題」が出てきたりして苦労します［Aust TR, Massey JA. Tubercular prostatic abscess as a complication of intravesical bacillus Calmette-Guérin immunotherapy. Int J Urol. 2005; 12(10): 920–1］．

まとめ
- 急性前立腺炎はバクタなどで治療．キノロンと決めつけない
- 慢性の場合は，「本当に感染症か」を確認すること．抗菌薬地獄に陥れない

精巣上体炎，精巣炎

　成人における「純粋な」精巣炎はムンプスなどウイルス感染や結節性多発動脈炎などが原因のことが多いです．それ以外は精巣上体炎か，精巣上体の炎症が精巣に波及した（epididymo-orthitis）ものと考えます．どうでもいいですけど，精巣上体（epididymis）って発音しにくいし，スペルしにくいですね．これはepi-（なんとかの上）とdidymous（対になった）を合わせたものです．didymousはギリシャ語のdidymos（双子の）からきています．diというのは2つ，の意味をもつ接頭辞ですから，di-dymosと考えれば，スペルミスしません．Online Etymology Dictionaryによると，紀元前3世紀のエロフィルスという解剖学者が造った用語だそうです（http://www.etymonline.com/index.php?term=epididymis）．

　昔は精巣上体炎と精巣炎を身体診察で区別するのが大事だと思っていまして，さらにこれがすごく腫れ上がった場合は難しいなあ，と思っていたのですが，病因論的に「大人はムンプスやPNとかじゃなきゃ，精巣上体炎扱い」と割り切っ

てしまうと悩まなくなりました．でも，今でも身体診察で難しいな，と思ったときは泌尿器科の先生にお願いして一緒に診察してもらっています．

　整形外科のときも申しましたが，ある種の身体診察の技術においては，外科系の先生にはかなわないなあ，とよく思うことがあります．もともと技術や訓練に対する敬意が高いせいもありましょうし，技術に対する才能ある集団だから，というのもあるかもしれません．

　精巣上体炎は大抵細菌感染症です．やはりSTDのこともあり，腸内細菌などが原因のこともあります．だから，治療薬の選択原則は急性前立腺炎のときと同じですね．これも結核とかブルセラとか稀なものもありますが，そういうマニアックなのは感染症屋におまかせでよいと思います．

❖文献

1) Eyre RC. Evaluation of the acute scrotum in adults. UpToDate. Last updated Jan 2, 2014.

II. 各論編
B. 泌尿器科医のための感染症診療

CHAPTER 002:

フルニエ壊疽，黄色肉芽腫性腎盂腎炎，気腫性腎盂腎炎，気腫性膀胱炎

今回は，泌尿器科系感染症のエマージェンシーをまとめて．

フルニエ壊疽（Fournier's gangrene）

泌尿器科関連でもっとも恐ろしいのがフルニエ壊疽．これは会陰部の壊死性筋膜炎で，原因は好気性菌，嫌気性菌を含む混合感染です．診断は「そこを見るだけ」で，血液検査や画像は必要ありません．

壊死性筋膜炎同様アグレッシブなデブリドマンと広域抗菌薬が必要で，通常は

バンコマイシン＋メロペン®

のようなえげつないカバーをして，

ダラシン®（クリンダマイシン）

を毒素産生を抑えるために使います（壊死性筋膜炎の項参照　95 ページ）．「フルニエ疑ってます」と言えばすぐに飛んできてくれる泌尿器科の先生はほんっとに頼りになります．

黄色肉芽腫性腎盂腎炎（xanthogranulomatous pyelonephritis）

黄色肉芽腫性腎盂腎炎はヘンテコな名前ですが，慢性腎盂腎炎の亜型です．尿路感染を繰り返す女性に多く見られ，病理学的には炎症が繰り返されたための

肉芽腫形成と脂質の多いマクロファージが見られます（これをマクロで見ると，「黄色」に見えるというわけ．xantho はキサントクロミーで知られる，「黄色」という意味のギリシャ語 xanthos からきています）．原因微生物は普通の尿路感染と同じです．

治療は，肉芽腫が腎臓を破壊していくため，外科的なものになり，腫瘍のように病変部位を切除します．抗菌薬ももちろん用います．

気腫性腎盂腎炎（emphysematous pyelonephritis）

気腫性腎盂腎炎も比較的まれな尿路感染症です．糖尿病患者に多く，重症感の強いプレゼンをします．画像にて腎臓内にガスを見つけて診断します．ガス産生と壊死形成を行うこの疾患は，あたかも「腎臓のガス壊疽」チックなイメージです．しかし，原因菌は嫌気性菌ではなく，ガスを産生する大腸菌やクレブシエラのことが多いです（こいつらも，ガス出します）．カンジダは一般的には「尿路感染を起こさない」が基本ですが，まれに気腫性腎盂腎炎の原因になることがあります．**治療は大量の抗菌薬に加え，外科的なドレナージや腎摘出が必要です**．システマティック・レビューによると，腎摘出よりもドレナージ・プラス抗菌薬の方が生命予後がよかったという結果でした［Somani BK, et al. Is percutaneous drainage the new gold standard in the management of emphysematous pyelonephritis? Evidence from a systematic review. J Urol. 2008 May; 179(5): 1844-9］．

気腫性膀胱炎（emphysematous cystitis）

こちらは気腫性腎盂腎炎の膀胱版．普通の膀胱炎と異なり，半数で血液培養が陽性になる全身感染症です．原因はやはり大腸菌やクレブシエラ．こちらも膀胱壁内にガスを認めて診断します．ただし，予後はよくて**内科的治療（抗菌薬）だけでたいてい治ります**．

まとめ
- フルニエ壊疽は基本，壊死性筋膜炎と一緒．すぐに診断，すぐに治療．デブリドマン必須
- 黄色肉芽腫性腎盂腎炎と気腫性腎盂腎炎は外科的治療を
- 気腫性膀胱炎は内科的に治る

❖文献
1) Meyrier A. Xanthogranulomatous pyelonephritis. UpToDate. Last updated Sep 4, 2013.
2) Weintrob AC, Sexton DJ. Emphysematous urinary tract infections. UpToDate. Last updated Oct 7, 2013.

II. 各論編
B. 泌尿器科医のための感染症診療

CHAPTER 003:

腎移植と感染症

　腎移植とそれにまつわる感染症について，一項だけでまとめるなんて，狂気の沙汰です．もちろん，そんなことはできません．詳しくは

腎移植感染症マニュアル．東京医学社（2013）

などをご参照ください．岩田も少し，書いています．
　BKVとかアデノとか，EBV関連リンパ増殖性疾患などマニアックなトピックはむしろみなさんよく御存知でしょうから，ここでは割愛．本項は岩田がよく見るピットフォールについて．

　さて，腎移植患者において，一番よくあるエラーは
「この患者は免疫抑制者だから，"易感染性"があるから」
といって，思考停止に陥ってしまうことです．そして，メロペネムのような広域抗菌薬をボンと落として，よしとしてしまう．
　逆です．免疫抑制者で，易感染性がある患者だからこそ，発熱時などには一所懸命考え，そして原因を突止めなければいけません．院内発熱の基本的な3点セットを端折ってはいけません．基本的な発熱原因は移植患者でも同じです．感染症と非感染症に分けて，ひとつひとつ丁寧に吟味していきます．

　「あえて」言うならば，腎移植患者の感染症は，「比較的御しやすい」感染症です．血液系の移植患者よりははるかに楽だし，縫合不全が（比較的）多い肝移植後の患者よりも楽です．心臓移植（こちらは岩田は経験値が低いですが）と，腎移植は感染のリスクがもっとも低い移植の一つなのです．
　そして，腎移植患者が発熱したとき，その原因を突き止めることも，その原

因に対処することも相対的には難しくありません．なので，慌てず騒がず一つ一つ指差し点検していけばよいのです．一番いけないのは，「とりあえず」と爆弾を落とすようにカルバペネムかなにかをドン，と行ってしまうことです．

　移植術後の患者であれば，多いのは SSI と尿路感染です．腎移植後の SSI は体表に移植腎が近いこともあり，むしろ診断は容易です．尿路感染も同様で，下腹部に「圧痛」を認める……腎盂腎炎の身体診察の応用編です．
　抗菌薬選択にも気をつけましょう．よく用いられるマクロライド（アジスロマイシン）やキノロン，それからフルコナゾール（ジフルカン）などのアゾール系抗真菌薬は，シクロスポリンやタクロリムスといった免疫抑制剤と相互作用を起こすことが多く，使いづらいです．βラクタム薬を用いていれば比較的問題は少ないでしょう．その他の相互作用については，必ず ePocrates などで確認します．たとえば，「キュビシン®（ダプトマイシン）使おうかな」と思ったら，必ずスマホでチェック．そうすると，ミコフェノール酸モフェチル（セルセプト®）の血中濃度を下げるかも……と注意書きがしてあります．こういうのを全部暗記する必要はありません．必ず指差し点検，が大事なのです．感染症は基本，指差し点検の領域です．
　腎移植患者は虎の子の腎臓が 1 個だけあるので，腎負荷の強いアミノグリコシドやグリコペプチド（バンコマイシン）などはできるだけ避ける方がよいと思います．

　熱が下がらないとき，CRP が下がらないときも，慌てて**「抗菌薬を替える」ではいけません**．これは総論でも申し上げましたが，腎移植患者でもこの原則は変わりません．大事なのは，
「なぜ，熱が下がらない」です．
　よく見るのが，CMV 疾患です．CMV は頭，脊髄，肺，眼，肝臓，腸，副腎などありとあらゆるところに病気を起こしますから，なにかおかしなことがあったら，「CMV ではないか」とあたりをつけていくべきだと思います．
　なお，CMV アンチゲネミア検査は，血中に CMV がいる，という存在証明にはなりますが，「疾患の証明」にはなりません．CMV みたいなヘルペス属のウイルスは 1 回感染すると絶対に身体から出ていきません．その「出ていかない」CMV がたまたま血中の白血球に取り込まれているのが「アンチゲネミア陽性」の意味です．それは将来の CMV diseases を予測するものではあります

が，決して「疾患そのもの」ではありません．CMV diseases の診断は，あくまでも発症臓器で CMV を見つけることでなされます．

　ニューモシスチス肺炎（PCP）だと思って治療していて，よくならなくて，なんか亜急性の肺炎……というのは典型的に CMV が原因のことが多いです．PCP も β D グルカンだけで診断できるわけではありません．ちょっと日本のドクターは血液検査と画像検査に「頼り過ぎ」な傾向があります．頼ってもよいですが，「頼り過ぎ」はよくありません．PCP と思っていてもそれっぽくない……というストーリーから CMV を想起します．やはり確定診断は気管支鏡により「そこ（サットンさんが狙うところ）」に入っていくのが一番です．それにしても，気管支鏡が上手でかつ「その異議」がわかっている呼吸器内科医が仲間にいると，本当に頼りになりますよねえ．

　まあ，このへんがよくあるピットフォールってところでしょうか．これ以上ヤヤコしい事態に巻き込まれたら……そのときは感染症屋に「まる投げ」で OK だと思います．

まとめ

- 移植患者であっても，感染症診療の原則は同じ．易感染性だからこそ，熱の原因は一所懸命さがしにいく
- 薬物相互作用に要注意．暗記せずに，チェックする，が大事
- 熱が下がらないといって「抗菌薬を替えて」はならない（増悪時はその限りに非ず）
- CMV は一所懸命さがしにいく．アンチゲネミア陽性＝病気の診断ではない

II. 各論編
B. 泌尿器科医のための感染症診療

CHAPTER 004:

男性性感染症

　泌尿器科の先生は性感染症に強い先生が多いです．なので，ここで包括的・網羅的に性感染症を解説する，なんて無意味（無謀）なことはいたしません．というわけで，いくつかのピットフォールのみ列記します．

　まずは HIV 検査です．

　性感染症を一つ見つけたら，他の性感染症を全部ワークアップするのが基本です．しかし，しばしば一つ，あるいは数個の性感染症のみを治療して，他のものはほったらかし，という事例は残念ながら散見します．
　もっとも，これは泌尿器科特有の問題ではありません．例えば，消化器内科の先生は肝炎ウイルスの検査はしっかりされていますが，HBV や HCV をもっている患者の HIV 検査や梅毒検査はお留守になっていることがあります．このへんは，「自分の専門領域の疾患しか勉強しない」という日本医学・医療のタコツボ体制の弊害と言えると思います．逆に，生殖器に病変をきたさない（ことが多い）HIV，HBV，HCV，そして時に梅毒（2 期以降）が性感染症という認識をもたれないまま，見逃されていることも，残念ながら散見されるのです．
　HIV 検査は性感染症の患者すべてに適応があります．しかし，これが忘れられていることは多いのです．また，「忘れちゃいないよ．でも，保険で切られちゃうんだよね」というコメントもときどき聞きます．
　しかし，数年前の診療報酬改定で，「HIV 感染に関連しやすい性感染症が認められる場合，既往がある場合，または疑われる場合で HIV 感染症を疑う場合」は HIV の検査は保険請求可能です．万が一切られた場合は，その旨異議申し立てをするのがよいと思います．詳しくは感染症医の青木眞先生のブログをご参照ください（http://blog.goo.ne.jp/idconsult/e/cb4cbb288f6d7f5c01366d9ae7341

4e6）．

　あとは，STD 後のパートナーの治療，それからメンタルケアも大事になります．パートナーである配偶者や恋人に性感染症の事実を伝え，検査や治療をしてもらうのはとても難しいことです．これはサイエンスというより「アート」の部類に属するもので，この点，ぼくなんかよりもずっと経験値の高い先生がたもおいでのことと思います．

　ぼく自身，STD を見ていてパートナーの検査に持っていく「これだ」という方法はなく，個々の患者さんごとにケースバイケースで取り組んでいるのが実情です．人々の健康と患者のプライバシーというどちらも大切な価値を両方保ちながらこれを行うのはとても困難ですね．

　最後に，これは割とよく見る**性感染症ノイローゼ**です．STD を 1 回やった後，ということもありますし，STD なんて一度も体験したことがない，という場合もあります．

　男性の場合は，性体験に慣れておらず，たった一度の風俗での体験の後，体調不良，STD への恐怖，ネットであれやこれや調べて心配で心配で……保健所で何度も何度も HIV 検査をするんだけどどうしても STD の疑いが拭えない……というやつです．あちこちに痛みなどの身体症状を訴える somatization disorder……身体化障害を併発していることも多いです．

　ぼくが調べたかぎりでは，性感染症に対する恐怖で身体化障害……という具体的な疾患名は精神科の教科書にも心療内科の教科書にも見当たりません．しかし，ぼくの外来ではよく見ますし，そういう方はたいていあちこちの外来（泌尿器科含む）をすでに受診なさっています．

　このような「感染症に見えてそうでない」患者も外来にやってきます．「検査陰性，だけど抗菌薬」というプラクティスでよしとするのではなく，病歴をよく聞いて（病歴聞けばすぐにそれとわかります），「抗菌薬で治る病気ではない」ことをお伝えすることが大事です．もちろん，心療内科的な診療が苦手，という先生は我々感染症屋に相談していただいてもまったくかまいません．

Mycoplasma genitalium

　比較的新しい概念，*M. genitalium* についてちょっと．
　マイコプラズマといえば肺炎の原因（*M. pneumoniae*）ですが，こちらは

STDの原因としての *M. genitalium* です．やはり細胞内寄生をする特殊な細菌で，細胞壁をもたず，グラム染色で染まらず，βラクタムが効かない，という共通の属性をもっています．

Vero細胞の中で培養しても培養にはとても時間がかかり，基本的にはPCRのような遺伝子検査で診断します．

世界的には，頻度としては淋菌以上，クラミジア以下くらいの頻度とされています．男性非淋菌性尿道炎の15％くらいを占めているのではないかとも言われます．他にも精巣上体炎や直腸炎，女性の骨盤内炎症疾患（PID）の原因にもなるのでは，と考えられています．*M. genitalium* 感染はHIV感染と強くリンクしています．まあ，HIV感染はたいていのSTDと強くリンクしているんですが．

治療薬としてはアジスロマイシン1gのシングルドース，日本では2gのSR剤でしょうか．それかドキシサイクリンを7日間内服します．アジスロマイシンがファーストチョイスですが，耐性菌もすでに出現しています．

比較的古いニューキノロン（？）であるオフロキサシンやレボフロキサシンは *M. genitalium* には効果が期待できず，モキシフロキサシン（アベロックス®）やシタフロキサシン（グレースビット®）が選択肢となります．

モキシフロキサシンとオフロキサシン＋メトロニダゾールの併用をPIDに対して比較し，引き分けというなんかすごい臨床試験もあります（Ross JD, et al. Moxifloxacin versus ofloxacin plus metronidazole in uncomplicated pelvic inflammatory disease: results of a multi-centre, double blind, randomized trial. Sex Transm Infect. 2006; 82: 446-51）．

まとめ
- 一つSTDを見つけたら，他のSTDもワークアップ
- 生殖器に病変をきたすSTDと全身性（無症状含む）のSTDがある．両方ワークアップが大事
- 性感染症ノイローゼもきちんとケアを
- *M. genitalium* など（比較的）新しい病原体も

❖ 文献

1) Manhart LE. *Mycoplasma genitalium*. An emergent sexually transmitted disease? Infect Dis Clin N Am. 2013; 27: 779-92.

サーベイランスはなぜ必要か
（と ICN, ICD の話）

みなさんのお勤めになっている施設でも感染対策チーム（ICT）があることと思います．最近は感染対策加算が取れるようになったことから，多くの病院で感染対策を一所懸命にやろう，という気運が高まっています．まあ，それはもちろん「悪いこと」ではありません．

サーベイランス（surveillance）は，主に病院内の感染症や耐性菌についてのデータをまとめる作業のことを言います．ですが，テクニカルな話は実際に感染管理をやっている担当者，多くは ICN（Infection Control Nurse）におまかせ，でよいと思います．

ちなみに ICN なんですが，日本看護協会が認定する資格です．6 カ月間の「フルタイムの」訓練と試験の合格によって初めて得られる資格です．ICN という資格取得には，世界でも希有な集中専門家育成コースを経る必要があるのです．日本の ICN の感染管理能力はきわめて高く，それは世界基準に照らし合わせても決してひけを取るものではありません．

しかしながら，インフェクションコントロールドクター（ICD）のほうは，ICN に比べるとかなり見劣りします．医師資格や博士号といった「関係ないタイトル」と，書類と，あとは 3 回の講習だけ．運転免許よりも取得が容易で，「英検 4 級」＝「資格だけれども，現場では使えない」と揶揄されるのも仕方ありません．履歴書に厚みを足すために ICD の資格を取ったものの，病院の感染管理業務は押し付けられたくない，と ICD 資格を持っていることを隠す「隠れ ICD」すらいると聞きます．

そして，残念なことに，日本ではほとんど全ての組織のトップは医者がやるって決まっています．その資質や能力とは関係なく，病院長，保健所長，医療法人の理事長すら，医者の仕事です．それが医者に与えられた，あるいは期待された能力とは必ずしもマッチしていなくても，です．

多くの医療機関では，ICN は感染管理委員長＝ICD の下で働きます．しかし，その実，感染管理能力は ICN のほうが高かったりするいびつな構造になっているケースもあります．もちろん，そうでないケースもあり，優秀な ICD もいますが，これは医者側の努力や能力といった，「個別の事情」なのです．ICN と異なり，ICD という制度がその能力を担保しているわけではありません．

今後は，ICNも感染管理委員長やICTのトップになり，実質的なリーダーシップをとれるのが望ましいです．同時に，ICDの実務能力を上げることも急務です．感染管理という業界を盛り上げるのに，ICDの乱造はある一定の成果を上げたとは思います．でも，もうこの粗製乱造の時代は，終わりを告げるべき時期にきているとぼくは思います．

　さて，話がだいぶずれました．サーベイランスの話でした．
　サーベイランスは，病院の感染症の状態を把握するために行うものです．
　なぜ，把握をするのかというと，「現状がわからなければ改善もありえない」からです．現状把握は，改善のための必須条件というわけです．
　サーベイランスはちょっとしたコツや技術，そして労力も必要です．しかし，あまりにサーベイランスを頑張り過ぎて，そこで力つきてしまっては本末転倒です．
　「うちはこんなサーベイランスをやってます」と会議で報告すれば，加算はとれ，病院長は喜びますが，本来の目的からは逸脱します．あくまでも院内の感染症や耐性菌が減ることが目的です．サーベイランスはそのための手段に過ぎません．
　だから，サーベイランスはまず「問題になりそうな場所の，問題になりそうな感染症」に着目します．あまり感染が問題になっていない病棟のあまり問題になっていない感染症をサーベイすれば，「とてもクリーンな病院」というイメージだけは醸し出すことができます．でも，それでは現状は改善しません．一番感染が多くて，一番困っている感染症をターゲットにすれば，病院の一番大きな問題を直視しなくてはなりません．それはつらいことではあります．しかし，その大問題の改善の「幅」は大きいのです．すなわちパフォーマンスはもっとも高くなる，ということになります．
　現実をちゃんと直視している病院こそが，きちんとした感染対策が可能なのです．表面上を取り繕って臭いものにふたをしていても，いつかは因果応報……大きなアウトブレイクが起きて，結局は病院長含めみんなが損をするということになります．
　なので，「うちの病院は院内感染なんて起きてません」，「うちには耐性菌がいません」という病院が一番「ヤバい」病院です．ちゃんと現実を直視せず，感染症の診断や耐性菌の検出を怠っている「ダメ病院」なことがほとんどです．とき

どき耐性菌や院内感染の問題で報道されている医療機関がありますが，それは（全例とはいえませんが），現実を直視している誠実な医療機関だったりするんです．

オレだけ監視培養，うちの医局だけ監視培養はやめよう

さて，サーベイランスは病院全体のパフォーマンスを上げるために，全組織的に行わねばなりません．その情報は感染対策チームだけでなく，病院長をはじめ，関係スタッフ全てに共有されていなければなりません．主治医たちが自分の病棟の耐性菌パターンや感染症の実を把握していない，というのはよくないことです．

全組織的に行う，ということは，きちんと約束事を作って，ルールも共有する必要があります．

以前，「うちの病棟では毎週木曜日は全患者を尿培養」というドクターがいました．このような勝手なサーベイランス（もどき）を個人レベルや医局レベルでやるのはご法度です．そもそも，尿の中には一定数細菌は定着しますし，その定着菌をどう扱うかは，感染対策を専門としたICNなどでなければわかりません（ICD資格「だけ」では不十分です）．データを集めても，その活用方法がプロフェッショナルに行われなければ，かえって「除菌」という名目のもと，さらなる抗菌薬の乱用と耐性菌の増加を招きます．こういう素人芸が一番迷惑なんです．

それに，そういうドクターたちは自分たちで検体を採取したり，培養検査をするわけではありません．気の毒なのは，そういうドクターの横暴に振り回されるナースや技師さんたちです．

監視培養の目標設定はとてもプロフェッショナルなもので，「ちょっと培養してみたい」といった思いつきで行うべきではありません．アウトカムの設定やアウトカムの評価も難しく，簡単にできるものでも，すべきものでもありません．

学会などでも，「うちの病棟からこんな菌が見つかりました」といった夏休みの絵日記みたいな発表を時々見ますが（「今日はセミを2匹見つけました．よかったです」），こういう「調べてみたら，こんな感じでした」という発表ははっきり言って時間と労力の無駄です．

このような学会発表は「アリバイ作り」のために行うべきではありません．データ収集もあくまでも手段に過ぎません．ハードアウトカムである「感染対策の成果」に合致し，患者や現場の医療者がより幸せになる方法論が確立されたとき，

初めてそれは「こんなやり方，みなさんもどうですか」と紹介する価値があります．

　学会発表も「発表ありき」で粗製乱造の時代はもう終わりにすべきです．地方会なんて全廃して，もっと発表数を厳選すべきだとぼくは前から思ってます．もっとも，地方会の開催そのものが「利得」になっている現状では，ぼくの意見は絶対に受け入れられない相談だとは思いますが．

Ⅱ. 各論編
C. 心臓血管外科医のための感染症診療

CHAPTER 001:

感染性心内膜炎

　実を言うと，心臓血管外科の先生方に感染性心内膜炎（infective endocarditis, IE）について申し上げることはあまりありません．
　むしろ，心臓の先生以外のドクターに対して申し上げることのほうがずっと多いです．
　というか，岩田の意見では，**本来 IE は心臓血管外科の先生の手を煩わす病気であってはならないのです**．我々内科医だけで診断し，治療すべきです．
　それができないのは，診断が遅れるからです．そのため，「手術しないと治せない」状況に陥ってしまいます．それで外科の先生がたにご相談せざるを得なくなるのです．
　IE の患者は，初診で心臓の専門家を受診することはまずありません．発症初期には心臓の症状がまったくないからです．心筋炎，心外膜炎といった心臓の炎症性疾患（含む感染症）が胸の症状が比較的露骨なのに対して，IE は熱，倦怠感といった漠然とした症状しか示しません．そこで一般開業医を受診したり，椎体炎を合併して整形外科を受診したりするのです．腎不全のため透析を受けている患者は血流感染，あるいは IE を発症しやすいので，そういう患者が熱を出したときは主治医の腎臓内科医を受診することもありますね．心不全や不整脈といった「心臓の症状」が出るようでは，遅すぎるのです．
　逆に言えば，そういう熱などの漠然とした症状「だけ」の患者を診た場合には，真っ先に IE を疑うべきなんです．
　IE の診断はそれほど難しくはありません．多くの場合はきちんと血液培養と心エコー（経食道エコー）を行えば診断可能です．例外的に，血液培養で見つからないような IE もありますが，そういうときは我々感染症屋を呼んでいただければお手伝いします．
　神戸大学病院で見た 82 例の IE 患者で，初診で IE が疑われたのはたったの

12％．多くは初診で，一般内科医，整形外科医，それに腎臓内科医を受診していました．65％のケースでは不適切な経口抗菌薬が処方されており，診断の遅れの原因となっていました．受診後診断までの中央値は14日，もっとも遅いときは診断に1年もかかっていました．手術を必要とする患者は71％もいました．神戸大の心臓血管外科が優秀で，そういう患者が紹介されやすいという面もありますが，それにしても大問題です．

　逆に，心不全や多発脳梗塞，不整脈などIEの手術適応がある場合には早期の外科的治療（手術）が予後を改善してくれます．こういうIEは治療を完遂して「細菌を殺しても」長い合併症に苦しむ患者を作ってしまいがちです．外科医が必要なIEになる前に診断……心臓血管外科の先生たちが「心内膜炎？　そう言えば昔はそういうの手術していたなあ」と遠い目をして言っていただけるような時代が早く来てほしいものです．かつての胃潰瘍みたいに．

まとめ
- IEは本来内科の病気であるべき．心臓の症状が出る前に診断を
- しかし，IEは構造的に見逃され続けている

　本項は，2014年バルセロナで行われたEuropean Society of Clinical Microbiology and Infectious Diseases（ESCMID）の年次総会での福地貴彦先生（感染症内科大学院生）の発表を参照しました．いいなあ，バルセロナ．

II. 各論編
C. 心臓血管外科医のための感染症診療

CHAPTER 002:

胸骨骨髄炎

心臓の手術では胸骨を切ることが多く，術後の骨髄炎が問題になります．

診断は外科の先生の「なんか違う」がポイントになることが多いです．胸骨の離解，動揺，CTでの胸骨破壊像や水の溜まりなども参考になりますが，術後の変化でも説明できるものばかり．熱や炎症反応も，他の熱源と区別してはくれません．身体診察でも胸骨上の皮膚炎症があれば診断は簡単ですが，ない場合は胸郭を（胸骨ではなく）両手で両側から触診して軽く圧をかけ，胸骨上の痛みを誘発したりします．でも難しいときは難しいです．皮膚の炎症所見があってもなくても，深部SSIの存在，非存在を語るのは難しいのです．

同様にその下にある縦隔炎も，診断は難しいことがあります．術後の水や血腫と感染症を区別するのは画像ではしばしば困難です．最終的には再開胸をしていただいて診断することもままあります．洗浄，ドレナージ，VACとともに抗菌薬治療を行います．このへんは深部SSIの項でもご説明申し上げました．**治療はMRSAカバーのためにバンコマイシンを使うことが多いです．重症であればグラム陰性菌もカバーし，培養結果を見てde-escalationします．**治療期間は最低4週間，急性骨髄炎の治療期間と同じです．縦隔炎は再発するととても厄介なので，CRPの陰性化などはきっぱり無視して治療を完遂します．治療期間はとても重要なのですが，外科系感染症の教科書にも案外記載がないですね．抗菌薬は「どの」抗菌薬を選ぶか，も大事ですが，投与量，投与間隔，投与期間も大事なことをお忘れなく．

❖文献
1) 柚木靖弘, 種本和雄. 心臓血管外科領域感染症. In. 周術期感染症テキスト. 東京: 診断と治療社; 2012.

II. 各論編
C. 心臓血管外科医のための感染症診療

CHAPTER 003:

血管の感染症

■ 感染性動脈瘤

　感染性心内膜炎（IE）と違い，こちらは**ほぼ全例，外科的治療を要します**．とてもまれな感染症ですが，神戸大病院では紹介患者が多いためにしばしば経験させていただいております．

　診断は，画像で動脈瘤が見つかるんだけど，「なんかおかしい」と心臓血管外科の先生が思われたときがきっかけになることが多いです．で，血液検査をすると白血球とCRPが高い．これは感染では……というわけです．

　ただし，この段階で慌てて抗菌薬を出してはいけません．言わずもがな，のことですが診断には原因菌を捕まえることが必要です．血液培養を複数セットとり，抗菌薬をエンピリックに使いながら手術を待ちます．

　原因菌はグラム陽性菌の黄色ブドウ球菌と，グラム陰性菌のサルモネラ（non-typhi）が多いです．なので，**エンピリックな治療はバンコマイシンとセフトリアキソンのことが多いです**．原因菌が突止められたら，セオリー通りde-escalationをします．

　治療期間は全くわからないんですが，だいたい術後6週間くらい．動脈瘤切除，人工血管置換が不可能な場合は長期のサプレッションをかけます　期間は……神のみぞ知る（god knows）って感じです．

■ 人工血管感染

　これは非常にやっかいな感染症です．整形外科でもやりましたが，人工物には細菌がつきやすく，細菌がつくとバイオフィルムに隠れて抗菌薬では除去できなくなる，というわけです．しかも，人工関節などと異なり，血管の再置換

はとても難しいのです．原因菌は黄色ブドウ球菌やCNSのようなグラム陽性球菌が多いです．

血管周囲のデブリドマン，人工血管除去，交換など，徹底的に外科医だのみな感染症です．

あとは……

感染症に見えても感染症じゃないこともあります． 高齢者の巨細胞動脈炎（giant cell arteritis, 側頭動脈炎とも），あるいは若年の高安病はどちらも大血管の炎症性疾患で，感染症としばしば間違えられます．

> **まとめ**
> - 感染性動脈瘤は内科的には治癒困難
> - 原因菌は突き止めよう
> - 人工血管感染はとても難しい
> - 炎症があっても感染でないこともある

❖文献

1) Young MH, et al. Vascular graft infections. Infect Dis Clin N Am. 2012; 26: 41-56.

Ⅱ. 各論編
C. 心臓血管外科医のための感染症診療

CHAPTER 004:

ICD, ペースメーカー感染

　ICDって，こっちのICDは英検4……Infection Control Doctorのそれではなく，implantable cardiac defibrillatorのことです．前胸部に埋め込んだこのデバイスは皮下にあることから，比較的感染を起こしにくいです．しかし，黄色ブドウ球菌やコアグラーゼ陰性菌（CNS）のような皮膚軟部組織感染症を起こす菌がここに「ポケット感染」を起こし，それが原因でその先にあるリード感染を起こす可能性があります．リードの先には心臓があります．心臓内感染……とくに感染性心内膜炎を合併する可能性が出てくるのです．ペースメーカー感染は比較的まれですが，起きるとなかなか厄介な感染症なのです．

　診断は比較的簡単で，デバイスの挿入部位に発赤，疼痛，腫脹といった炎症所見が認められます．ポケット感染の場合はジェネレーターやICDを除去し，そのポケットの部分を培養して原因菌を突止めます．IEの合併が懸念されますから，当然血液培養は必須です．

　デバイスとリードの除去は一般的に必要と考えられています．除去がない場合の再発率は50％もあったというスタディーもあります．ただ，言うは易し，行うは……で現実にはリードの除去は難しいことも多いです．最近では，経皮的リード除去も時々行われますが，これも簡単ではないようです．

　治療は血液培養陰性なら10日程度，血液培養が陽性かつ経食道エコーが陰性なら2週間程度，IEがあったり，（ねちっこい）黄色ブドウ球菌が原因のときは最低4週間は治療することが多いです．リードに疣贅がついているときもIEと同様に治療します．

　デバイスの再埋め込みについては諸説ありますが，**血液培養陰性化らから2週間後くらい**に行うのが一番妥当なように思います．

まとめ
- ペースメーカー，ICD 感染はリスクは低いが，起きると怖い
- デバイスは抜去するのが望ましい
- 血液培養は必須
- 血液培養陰性化 2 週間程度でデバイス再埋め込み

❖文献

1) Gandhi T, et al. Cardiovascular implantable electronic device associated infections. Infect Dis Clin N Am. 2012; 26: 57-76.

コラム④ CRP はどこまで役に立つか

　1万円を大金ととるか，はした金ととるか……これは諸説あることでしょう．大金と捉える人もいるでしょうし，はした金と考える人もいるでしょう．

　問題は，大金，はした金のカテゴリーには客観的・絶対的な基準がないということです．それは主観の問題です．

　また，9999円までがはした金，1万円になると大金，といった「境界線」も存在しません．お金のような連続変数を二元論で語るのは意味がないことなのですね．

　CRP も同じです．

　CRP（C反応性タンパク）は長く論争の的になってきました．とくにアメリカでは CRP をあまり使わないこともあって，「CRP を使うべき」，「使わない」論争は，日米感染症業界代理戦争の様相を呈していたのです．

　しかし，CRP について「役に立つ」，「立たない」という二元論的な論争は不毛です．

　CRP は連続変数です．「陽性」，「陰性」と分けること「そのもの」が不適切です．身長を「高い」，「低い」と分けるのが不適切なように．

　その数値の解釈には主観が入ります．10以上を高いと考える人もいれば，20以上をそうだと思う人もいるでしょう．CRP という数値そのものは客観的で価値中立的なデータに過ぎませんが，そのデータの解釈には必ず主観が入っているのです．

　しかし，その主観が主観であると全面的に受け入れたとしても，やはりその主観は連続的に解釈するより他ありません．例えば，「CRP が10以上の場合はやはり有意にとらねばならない」という「主観」があったとしましょう．しかし，その人物は，例えば CRP が 9.9 だったとき，完全に無視できるでしょうか．おそらくはできないと思います．では，9.8 だったら？

　連続変数とはこういうものです．仮に主観がその意味を認める境界線があったとしても，その境界線のすぐ下にある数値をその主観は無視できません．1万円以上を大金と捉える主観が，9999円を無視できないように．それは，まるでゼノンのアキレスと亀の逸話のように，接近していっては離れてしまう，面倒くさい代物なのです．

よって,「CRPがいくら以上だったら,重要視する」的な言説そのものが意味をもたないという理解の方が妥当です.CRPの数値は最初からいくら以上,いくら以下という境界線を与えず,そのつど判断するのが妥当だと岩田は思います.

今日のランチに1万円……これはわりと豪華だと思いませんか.今月の生活費1万円……ちょっとつらくはないでしょうか.同じ1万円でも,使われ方によって価値が違う.使われ方とは文脈と言い換えてもよい.数値は,実はとても文脈依存的なのです.

昨日2だったCRPが今朝は18になっている……これは何か「ヤバいこと」が起きていることを強く示唆しています.IE治療中の患者,昨日19だったCRPが今日は18……これは治療の成功を示唆しているとは限らず,かといって治療の失敗ともよべず,そもそも18と19じゃ,ほとんどおんなじじゃん……というわけで,この場合は「患者を診て判断」ということになり,CRPの値そのものは判断には寄与しません.おととい25だった肺炎患者のCRPが今朝は18……これは治療が上手くいっていることを強く示唆しています.

このように,「CRPが18」といっても文脈依存的であり,一意的に18という数字を(文脈を無視して)判断することはできないのです).

診断におけるCRPもやはり文脈依存的です.その文脈は「検査前確率」と言い換えてもよいでしょう.結局, CRPを活かすも殺すも我々の臨床判断次第なのです.

ベイズの定理は客観的病気の診断に主観を加味することができる,という定理でした.CRPもまた,そのように判断され,「どのくらい使えるか」という文脈(検査前確率)との抱き合わせによってのみ,価値が生じてくるのです.そして,残念なことにCRPは多くの場合そのような臨床判断とは無関係に「陽性だ」とか「高い」という一意的な(しかも主観的な)判断をくだされ,そしてその判断はたいていは間違っているのです.CRPがダメなんじゃない.ダメなのは,CRPの解釈……すなわち医者側にあるのです.

II. 各論編
D. 耳鼻科医のための感染症診療

CHAPTER 001:

耳鼻科術後の感染症診療

感染症屋にとって，鬼門の外科領域は心臓血管外科と整形外科といわれます．どちらも清潔手術の要求度が高く，そのきれいな対象臓器に感染症が起きると，とても治療は難しくなります．

それは事実ですが，別の観点からいうと，両者の感染頻度はあまり高くありません．だからこそ，「感染は絶対に起こすもんか」という主治医の熱意が伝わってくるのですが．

岩田にとって，外科領域の「真の鬼門」は食道外科と耳鼻咽喉科にあります．そう，喉の手術をする場合です．嚥下機能が喪失する手術がなされる場合です．いうまでもなく，誤嚥性肺炎のリスクが高まるからです．

そもそも，術後の肺炎を予防するのは困難です．SSI には確固たる術中抗菌薬という予防法があります．尿路感染やカテ感染は，カテを抜去すれば防げます．カテ感染についてはほとんどゼロにする方法（ケアバンドル）すら開発されています．しかし，肺炎の予防方法はほとんどなく，あってもぱっとしないものばかりです．口腔ケア，H_2 ブロッカーや PPI の回避，ときに ACE 阻害薬の使用などが肺炎を減らす……というデータがありますが，その実質的な減らしっぷり（absolute risk reduction, ARR）は大したことはありません．

口腔咽頭癌術後の患者さんは，一般人よりも 8 倍肺炎に罹患しやすく，その死亡率も 4 割程度高いといわれています［Yu G, et al. Non-cancer-related deaths from suicide, cardiovascular disease, and pneumonia in patients with oral cavity and oropharyngeal squamous carcinoma. Arch Otolaryngol Head Neck Surg. 2012 Spring; 138 (1): 25-32］．これは（おそらくは喫煙による）心血管系疾患の死亡率増加とほぼ同じです．もっとも，アメリカのデータで口腔咽頭癌術後において一番問題視されているのは自殺だそうで，これは 400% 増しなのだとか．自殺の多い日本でも要注意ですね．

いずれにしても，嚥下機能が低下した「喉の手術」の患者は肺炎のリスクが高く，また死亡率も高いのです．そして，そのリスクは長く残りますから，再発のリスクも高い．再発，再治療のリスクが高いってことは，耐性菌出現のリスクも高いってことです．感染症屋としてはまことに困ることです．

　ただし，ここでも「思考停止」は禁物です．耳鼻科の患者は肺炎に弱いですが，それでもいろいろできることはあるのです．

　まずは，不要な胃薬の廃止．とにかく「人を見ればPPI」と，やたらにプロトンポンプ阻害薬が処方されているケースが多いです．PPIはcollagenous colitis，肝機能異常，血球減少など副作用も皆無ではありません．肺炎のリスクを減らすためにも，健全な胃酸を保っておくことは重要です．日本人は胃酸を悪者扱いし過ぎです．

　あと，適切な呼吸器検体．耳鼻科の患者さんは誤嚥しやすいですが，逆に下気道にアクセスがよいのも特徴です．吸引痰などで適切な呼吸器検体を採取した後（もちろん，血液培養2セットも），エンピリックに肺炎の治療，後にde-escalationという戦略はとりやすいのです．

　耳鼻科の先生は抗菌薬をよくお使いになりますが，その習慣が逆に仇になって，抗菌薬の薬理学的情報に無頓着な傾向がややあります．投与量，投与間隔，投与期間など，総論でご説明した通り，きっちり基本通りにやるのが肝心です．

まとめ
- 耳鼻科術後は感染症屋には鬼門．肺炎のリスクがとても高い
- だからこそ，予防と治療に全力を．余分なPPIを避け，適切な培養検体を用いるべし
- 抗菌薬は基本を守って適切な投与を

II. 各論編
D. 耳鼻科医のための感染症診療

CHAPTER 002:

中耳炎，副鼻腔炎の抗菌薬使用

　急性中耳炎と急性副鼻腔炎について，少し．慢性化した中耳炎と副鼻腔炎は非常に難解，複雑で，かつ感染症じゃないことも多いので，ここでは割愛します．興味のある方は，拙訳，

「感染症のコントラバーシー」医学書院　2011

をご参照ください．
　さて，急性中耳炎についてはすでに優れたガイドラインができています．

日本耳科学会，日本小児耳鼻咽喉科学会，日本耳鼻咽喉科感染症・エアロゾル学会　小児急性中耳炎診療ガイドライン2013年版

ウェブ上でも読むことができます．素晴らしい！
http://www.jsiao.umin.jp/pdf/caom-guide.pdf

　で，日本のガイドライン特有の鼓膜所見とかなんとかは，内科医の岩田が耳鼻科の先生に申し上げるなんて釈迦に説法もいいところですから，申し上げません（申し上げられません）．
　キモとなるのは，次のこと．

❶急性中耳炎には抗菌薬が要らないことも多い．
❷抗菌薬を使うにしても，アモキシシリン（サワシリン®）のような狭域抗菌薬でよいことも多い．

の2点です.

　日本からはこのように優れたガイドラインがあるのですが,残念ながらこれをお読みでない耳鼻科の先生もおいでのようです.

　すでに述べたように,ガイドラインはあくまで「道具」ですから,我々臨床医はガイドラインの僕(しもべ)になる必要はありません.ガイドラインを熟読した上で,「それはそれとして」と独自の判断を下すのはまったくOKですし,またそうあるべきだと思います.しかし,ガイドラインを読んでいなかったり,その存在すら知らないまま,「それはそれとして」と独自の診療を展開するのは問題です.特に,**感染症診療に「原則」がないことは大問題です**.

　感染症診療の原則は何度も繰り返されています.それは,

❶ 微生物を殺すことではなく,患者が治ることが大事
❷ 抗菌薬の不利益よりも,利益の方が大きくなくてはならない.「よいこともある」という一意的な利益の存在「だけ」ではだめ

ということで,急性中耳炎の場合,抗菌薬なしでも軽症例では多くは治ってしまいます.その原因微生物がウイルスか,細菌か,は関係ありません.昔は

・**細菌感染なら抗菌薬**
・**ウイルス感染なら抗菌薬使わない**

という考え方もありました.今は違います.原因微生物とは関係なく,

・**患者に不利益より大きな利益があれば,抗菌薬**
・**そうでなければ,使わない**

なのです.よって,抗菌薬は使わなくてよい人には使わず,使っても狭域のサワシリン®などで「たいていは」OKなのです.

　ところで,この優れたガイドラインですが,ちょっとだけ残念なところもあります.

　例えば,薬理学的には「いまいち」な3世代セフェム(経口),セフジトレン・ピボキシル(メイアクト®)が推奨薬に入っている点.しかも,推奨されている割にはその根拠となる文献も理路も全く記載がありません(58p以降).不思議ですね.

岩田自身ガイドライン作成の立ち場に立ってみてよく思うのですが，どうも日本のガイドライン作成委員は抗菌薬選択の根拠が甘い傾向にあります．「これはいつも使ってるから」とか「売れているから」という学術的には「そんな根拠でいいの？」という根拠で抗菌薬がするりと選ばれることは多いです．

　セフジトレン・ピボキシル（メイアクト®）は消化管からの吸収がきわめて悪い抗菌薬です．「試験管の中」では抗菌効果は十分にありますが，患者には効果を期待できません．それでも臨床試験で「いいんじゃない」と評価されてきたのは，中耳炎が「たいていは」抗菌薬なしでも治ってしまう病気だからです．

　それと，このガイドラインでは世界的にも稀有な経口カルバペネム，テビペネム・ピボキシル（オラペネム®）も推奨薬に入っています．これも，ちょっと納得いかない．

　ちなみに，tebipenem pivoxil, otitis media で PubMed の clinical queries を検索すると（therapy/broad），28 の論文がヒットしました（2014 年 6 月 24 日検索）．いずれも別の抗菌薬や別の病気を評価したり，あるいは微生物学的な研究などで，結局オラペネム®の臨床効果を評価したスタディーは皆無でした．Pharmacokinetics のスタディーで，オラペネム®の中耳浸出液内濃度は 1.2 μg/mL というデータはありましたが［Sugita R. Good transfer of tebipenem into middle ear effusion conduces to the favorable clinical outcomes of tebipenem pivoxil in pediatric patients with acute otitis media. J Infect Chemother. 2013 Jun; 19(3): 465-71］．PubMed ではヒットしないものの，セフジトレン・ピボキシル（メイアクト®）高用量との比較試験はあり，そして非劣勢が示されました．が，「抗菌薬なしでもたいてい治る」病気の比較試験としてはあまりぱっとしません［砂川慶介．新規経口カルバペネム系抗菌薬「テビペネム　ピボキシル」（オラペネム®小児用細粒 10%）の薬理学的特性と臨床成績．日本化学療法学会雑誌. 2009; 57: 279-94］．

　前述のように，メイアクト®は消化管からの吸収が非常に悪い 3 世代経口セフェムです．で，吸収を少しでもよくするため，ピボキシル基をつけてプロドラッグにしています．そして，オラペネム®もピボキシル基をつけて，なんとか吸収をよくしようとしています．そのピボキシル基は小児の低血糖発作などの原因になる低カルニチン血症を起こすことが知られており，医薬品医療機器総合機構（PMDA）から警告が出されています（http://www.info.pmda.go.jp/iyaku_info/file/tekisei_pmda_08.pdf）．

　確かにオラペネム®は高い菌消失率をもっています．しかし，**そもそも「菌**

を消すこと」は臨床的な目的ではありません（だから，抗菌薬なし，という選択肢があるのです）．菌消失率を細菌感染症のアウトカムに設定するのは時代遅れな考え方で，ここはそれほど重要ではないのです．

　小児重症感染症，例えば細菌性髄膜炎の治療薬は3世代セフェムやカルバペネムだったりします（ただし，点滴薬です！）．このような虎の子の抗菌薬を外来でポンポン使ってしまうのは，いかにも戦略性を欠いています．

　薬理学的に妥当性がなく，臨床データも乏しく，戦略性を欠くメイアクト®やオラペネム®．このような抗菌薬を用いるのは，原則止めましょう．

　急性副鼻腔炎は中耳炎と異なり，ちょっと大人にシフトした感染症です．しかし，考え方は同じです．それは，

❶抗菌薬を使った方が使わないよりもよい場合は，使う
❷そうでない場合は使わない．
❸使う場合も，まずはサワシリン®のような狭域抗菌薬を優先的に使う

という点です．
　抗菌薬は症状がきついあるいは増悪している，10日以上症状が続く（10 days rule）場合に用いられます．使う場合は

アモキシシリン・クラブラン酸（オーグメンチン®，あるいはクラバモックス®）AMPC/CVA

が推奨されます．大人の場合は，クラブラン酸の配合を考えて，

Rp: サワシリン®250mg　2カプセル＋オーグメンチン®錠　を1日2回

にするのでした．治療期間は大人で7日程度，小児では10〜14日程度です．アレルギーでペニシリン系が使えないとき，治療不応例ではキノロンなどが考慮されます．

　こちらはアメリカのIDSAガイドラインが出ています．ご参照ください．

http://www.idsociety.org/IDSA/Site_Map/Guidelines/Patient_Care/IDSA_Practice_Guidelines/Infections_by_Organ_System/Lower/Upper_Respiratory/Rhinosinusitis.aspx

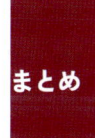

まとめ
- 急性中耳炎には抗菌薬なし，というオプションがある
- 使う場合もサワシリン®などで OK のことが多い
- メイアクト®やオラペネム®は妥当な選択肢とは言いがたい
- 急性副鼻腔炎にも抗菌薬は必須ではない
- 重症例や 10 日以上症状が続く場合は，アモキシシリン・クラブラン酸を用いる

II. 各論編
D. 耳鼻科医のための感染症診療

CHAPTER 003:

意外に難しい咳と鼻水

　咳と鼻水……非常にコモンなプレゼンテーションで，プライマリケアでも耳鼻科診療でもしょっちゅうみる状況です．

　しかし，岩田が気になっているのは「案外」耳鼻科領域でこの両者に「適切な抗菌薬」が使われていない，という点です．

　というか，ほとんどのケースでは抗菌薬は必要ありません．

　急性の上気道症状の場合，それは感染症であればウイルス感染がほとんどで抗菌薬は要りません（まれに細菌感染が起きたり，細菌が「関与」することはありますが，いずれにしても抗菌薬は不要です．理由は前回，既に述べた通り）．アレルギー性鼻炎などではもちろん抗菌薬は不要です．

　急性の咳の場合，上気道感染，鼻炎による後鼻漏，あるいは急性気管支炎などいろいろなパターンが考えられますが，そのどれにおいても抗菌薬は不要です．

　もちろん，肺炎の場合，あるいは急性百日咳の場合は抗菌薬の適応になりますが，一般診療の外来においてはこれらは少数派に属します．よって，「ルーチンで抗菌薬」はありえない．

　慢性咳嗽，慢性鼻汁の場合はさらに話がやっかいです．

　「慢性鼻汁」の場合，慢性副鼻腔炎の合併が考えられ，この問題はとても複雑になります．慢性副鼻腔炎の病因がいろいろで，複雑だからです．この場合，通常は数週間の抗菌薬治療を正当化しますが，アレルギー性疾患や真菌感染の可能性もあり，なかなか話は簡単ではありません．

　一方，「慢性咳嗽」の場合は，「そういう意味では」とてもシンプルです．なぜなら，抗菌薬で治る病気はほとんど皆無だからです．

　慢性咳嗽の原因とはどういうものでしょうか．

▶ 慢性咳嗽の原因（主なもの）
- 後鼻漏
- 胃食道逆流
- 咳喘息
- ACE 阻害薬の使用
- 結核
- 百日咳
- 空気の乾燥
- 喫煙
- 感染症後の咳
- COPD
- 肺がん
- 異物
- 心理的な原因による咳

（岩田健太郎，豊浦麻記子「感染症外来の帰還」医学書院 2010 より）

はい，というわけで，抗菌薬で治せる病気は一つもありません．百日咳はマクロライドだろ，という意見もあるかと思いますが，百日咳菌に効果があるのは発症 2 週間以内，感染性も発症 3 週後にはほぼ失われます．治療的にも，予防の意味でも，「慢性の咳」の原因としての百日咳には意味がありません．

したがって，「慢性の咳」の場合，抗菌薬で治せる病気はほとんどないのです．

しかしながら，とても残念なことに，岩田の外来には「抗菌薬を耳鼻科で出されたけどよくならない」咳嗽患者がしばしば受診してきます．抗菌薬を中止し，原因を検索し，その原因を治療しています．しかも，あちこちであの抗菌薬，この抗菌薬，と取っ替え引っ替えされていることが多いです．

とくにニューキノロンは問題です．結核の問題があるからです．抗結核作用のあるキノロンは，結核の診断を遅らせたり，感受性試験を無効にしたり，あるいはキノロン耐性結核のリスクになります．

マクロライドも問題です．非結核性抗酸菌感染ではマクロライドがしばしば活性があり，しかしマクロライド単剤では治癒に至らないケースが多いからです．この場合，マクロライド耐性を惹起しておしまい，という悲劇が生じます．

咳嗽にしろ，鼻汁にしろ，やはり大事なのは「なぜ」という質問です．

医者は答えを出すのは得意ですが，質問をするのは案外苦手です．生まれてこの方，「質問に答える」訓練はこれでもか，というくらいされていますが，「質問する」訓練はほとんど皆無だからです．したがって，咳や咳嗽に対しても簡単に直線的に答えを出そうとしてしまいます．それが「抗菌薬」です．

　前医で抗菌薬が無効だったとき，すぐに「別の抗菌薬」という拙速な回答を与えてしまうのは，「質問に答える」訓練を徹底的になされた医者にありがちな誤謬です．大事なのは，「なんで前医の抗菌薬は効かなかったんだろう」と「質問をする」ことなのですが．

　「なぜ，せきが出るのか」，「なぜ，鼻水が出るのか」．そこを真摯に考え，疑問に思い，そして患者の身体に，患者の言葉に質問をすれば，答えは「抗菌薬」にはないのです，大抵の場合．

まとめ
- 急性の咳，鼻水で抗菌薬が必要な事例は少ない．肺炎とか百日咳など少数派．ルーチンで抗菌薬は「ありえない」
- 慢性の鼻汁では，副鼻腔炎のみ抗菌薬は検討
- 慢性咳嗽では抗菌薬はほとんど要らない

II. 各論編
D. 耳鼻科医のための感染症診療

CHAPTER 004:

耳鼻科緊急事態

　耳鼻科関連の感染症で，いくつか緊急事態（エマージェンシー）があります．いずれも耳鼻科の先生のお世話にならないと救命するのは難しいケースです．それについて取り上げましょう．

急性喉頭蓋炎

　ご存知，救急エマージェンシーの代表格，急性喉頭蓋炎（acute epiglotitis）です．インフルエンザ菌が原因のことが多いので，Hib ワクチンで近い将来「そういえば，あんな病気あったねえ」と遠い目をして昔話ができるといいですが．
　診断には少しクセがあり，呼吸困難が露骨にあるケースは少ないです．窮屈そうに顔を全面に突き出して，涎なんて出している子どもが「やばい」状態です．待合室にこういう患者さんがいたらすぐにトリアージします．親指サイン，ペンシルサインといった画像所見は国家試験的には有名ですが，こんなものを撮っている暇があればさっさと耳鼻科の先生をおよびし，内視鏡的に診断していただき，速攻で気道確保するべきでしょう．**3 世代セフェム（セフトリアキソンなど……もちろん，経口薬はアウトです！）を使うことが多い**ですが，感染の大きさそのものは大したことはないので，気道確保さえしっかりやっておけばそれほど怖い感染症ではありません．もっとも，この「気道確保さえ」というのが難しいのですが．

悪性外耳道炎

　緑膿菌による重症型の外耳道炎です．糖尿病の患者に多い感染症で，周辺の乳突蜂巣，頭蓋底から中枢神経などに波及することがあります．糖尿病患者な

どの免疫抑制者が激しい耳痛で受診し，耳たぶを引っ張ると痛みが強くなる（中耳炎との違い），そしてスワブで外耳をこすると緑っぽいそれほど臭くない膿が認められます．グラム染色で大量の細いグラム陰性菌を見つければ診断です（もちろん，培養検査も出しますが）．治療は**大量の抗緑膿菌作用をもつ抗菌薬を使いつつ，周辺組織のデブリドマンを行います**．

ムコール症

こちらも糖尿病患者で血糖コントロールが悪い場合，ときに鉄キレート剤のデフェロキサミンが投与されている患者に見られる重症真菌感染症で，典型的には副鼻腔炎の症状で発症します．

ムコール症は接合菌による感染症の総称ですが，クモノスカビ（*Rhizopus*），リゾムコール（*Rizomucor*），アブシディア（*Absidia*），バシディオボールス（*Basidiobolus*）などからなります．あと，ムコールと表記する場合とムーコルと表記する場合があるようですが，まあ，どうでもいいです，そこは．

副鼻腔から眼窩や脳など周辺臓器に進行していく非常に恐ろしい真菌感染症です（鼻脳型）．βDグルカンは典型的に陰性で，病変部の生検で直角にて節のない……つまりアスペルギルスとは違う糸状菌を見つけたら診断できます．

治療は**バカスカ抗真菌薬（アムビゾーム®＝リポゾーマル・アムホテリシンBなど）を使いながら，徹底的にデブリをします**．ただし，予後はあまりよくありません．しかし，外科的治療を加味することで，なんとか死亡率を3割程度まで減らすことが可能ですから，これは本当に耳鼻科頼みの疾患です．

ちなみに，アスペルギルスも重症型の副鼻腔炎を起こしますが，この場合はβDグルカンやガラクトマンナン抗原が上昇することが多いです．この場合は治療は（アムホテリシンBではなく）ボリコナゾールが中心になります．

副鼻腔病変があるときは，他にもNK細胞リンパ腫やウェゲナー肉芽腫症，IgG4関連疾患なども鑑別にあがります．どれも手強いですね．そういう意味でも，生検による確定診断はとても重要です．

「IgG4関連疾患」関連疾患かもしれない，TFILというものもあります．我々も副鼻腔ではないですが，1例経験しました．昨年，急逝した日下荘一先生の遺稿になってしまいました（Kusaka S, et al. Tumefactive fibroinflammatory lesion presenting with head and neck fibrosclerosing lesions and orbital pseudotumors: a case report. Journal of Medical Case Reports 2013, 7: 260 http://www.jmedicalcasereports.

com/content/7/1/260).

❖文献

1) Gupta S, Koirala J, Khardori R, et al. Infections in diabetes mellitus and hyperglycemia. Infect Dis Clin N Am. 2007, 21: 617-38.
2) 岩田健太郎, 土井朝子. 糖尿病患者の発熱へのアプローチ. In: IDATEN セミナーテキスト編集委員会, 編. 病院内 / 免疫不全関連感染症診療の考え方と進め方. 東京: 医学書院; 2011. p.136-43.

コラム5 感染症専門医について

現在，日本には感染症に関する医師の資格がたくさん存在（乱立？）しています．

以前，ご紹介した英検4……じゃなかった，Infection Control Doctor（ICD）（ICD制度協議会）．

日本感染症学会認定感染症専門医，および指導医．

日本化学療法学会の抗菌化学療法認定医，および指導医．化学療法学会には臨床試験指導医という資格もあります．

他にも日本エイズ学会の認定医，指導医とか，日本結核病学会の結核・抗酸菌症認定医，指導医とか，日本外科感染症学会の外科周術期感染管理医とか，もうお腹いっぱい，って感じです．

日本の専門医制度は諸外国とは異なり，学会が認定する資格がほとんどです．学会費を払い，学会の主宰する会合に参加し，と学会にいろいろ貢ぐことが資格認定の前提になります．岩田は学会活動はそんなに得意ではないので，上記のうち認定医や指導医資格を取れないものもいくつかあります．エイズ学会とか，参加証保管し損なって資格取れませんでした（プログラムに演者として出てるんだから，参加してるに決まってんでしょ，と申し上げましたがすげなく断られました）．

しかし，いくら資格取得が世のブームだからといって，こんなに資格が乱立していちゃダメだろう，と思います．これらをバラバラにとるのは手間もお金もかかりますし，書類作業なども面倒くさすぎます．

ぼくが提言しているのは，以下のとおり．

1. 専門医資格を学会から切り離し，利益誘導を止めさせる

もちろん，専門医試験などは学会の専門家が手助けしなければ作成できませんが，「学会費を何年払う」とか「学会で何回発表する」といった「貢ぎ物」は止めさせるべきです．

2. 臨床研修の必須化と質の担保

　感染症学会は専門医資格の取得に臨床研修を義務化しています．しかし，岩田らの調査によると，多くの認定施設では実際には感染症臨床研修を行っておらず，またその内容もバラバラでお粗末な研修をしているところ，実際には全然研修を行っていない……研修医放置プレイ状態の施設もありました．

Iwata K. Qualitative and quantitative problems of infectious diseases fellowship in Japan. Int J Infect DIs. 2013; 17: e1098-e1099 http://www.sciencedirect.com/science/article/pii/S1201971213002440
Iwata K, et al. Actual status and future prospects of Infectious Diseases Fellowship in Japan: a qualitative study. presented at 16th International Congress on Infectious Diseases, 2014 Cape Town, South Africa).

3. 基礎領域学会を減らす

　感染症学会専門医取得には基礎領域学会専門医（認定医）に認定されていることが必要です．
　しかし，この基本領域学会がとても多いのです．

日本医学放射線学会，日本眼科学会，日本救急医学会，日本外科学会，日本産科婦人科学会，日本小児科学会，日本耳鼻咽喉科学会，日本整形外科学会，日本精神神経学会，日本内科学会，日本脳神経外科学会，日本泌尿器科学会，日本皮膚科学会，日本病理学会，日本麻酔科学会，日本リハビリテーション学会，日本臨床検査医学会

　これに対して，アメリカでは感染症専門医になるには内科か小児科の専門医であることが必要です．
　まあ，「ここは日本だ，アメリカじゃない」という批判はよしとしても，少なくとも

- 全身診ることができる．臓器に特化しない感染症を診療できる

ことを考えると，ぼくなら特定の臓器系学会はアウト，それと患者を診ない場合もアウトだと思います．

昔，関東某地域の泌尿器科の先生に，

「肺炎くらい，診れますよ．ぼくは尿路感染はたくさん経験してますから」

と言われて絶句したことがあります．

「膀胱癌くらい診れますよ．肺癌，たくさん経験しましたから」

なんて呼吸器外科の先生に言われたら，絶句するでしょ．まあ，この泌尿器科の先生が超まれな，きわめて例外的な存在であることを願うばかりです．

4．専門医資格を階層化する

とにかく，各学会にお金を払って資格を取って，そしてそれを個別に更新していくのは効率が悪すぎます．ぼくは ICD，感染症学会専門医および指導医，抗菌化学療法指導医資格をもっていますが，これらを

感染症専門医レベル 4～1

みたいに階層化し，どれか一つの資格だけを更新，または昇進するようにすればよいのです．正直，ICD 資格の更新のために毎度毎度「当たり前」の話を聞かされるのは，プロとしてはとても苦痛です．レベルにあった資格更新だけに絞った方が効率的です（お金もうけはできなくなりますけどね）．

基本的な感染管理，エイズや結核診療，術後感染などは感染症専門医なら「当たり前」だと思うので，各学会の各論的な資格も不要だと思います．まあ，どうしてもというなら，add on として設け，全体のコヒーレンス（一貫性）を保った方がわかりやすいし，資格も取得，保持しやすいです．

5．専門医試験を難しくする

現状の試験は簡単すぎます．ICD みたいに試験がないのは論外です．これでは専門家の能力は担保されません．

みたいなのが，岩田の提言です．厚生労働省や日本専門医制評価・認定機構が

がんばっていますから，各学会は己のことばかり考えて足を引っ張り，全体の質を落とすようなことがないようにしてほしいものです．

　ちなみに，臓器専門医を締め出そうというわけではありません．神戸大学病院感染症内科でも今年耳鼻科の先生を後期研修医に採用しました．ただし，「全身を診ることができる」が最低条件なので，総合内科を1年間ローテートしてもらっています．能力さえ担保できていれば，何科の先生が感染症のプロになろうとかまいません．問題は，その「担保」ができていない現状にあるのです．

Ⅱ. 各論編
E. 歯科・口腔外科医のための感染症診療

CHAPTER 001:

予防的抗菌薬は誰に，何のために？　何を？

　歯科を受診すると，よく抗菌薬が処方されます．フロモックス®，セフゾン®あたりが多いようです．しかし，歯科の先生に「なんのために抗菌薬を出しているんですか」と問うと，ほとんど答えが返ってきません．

「さあ」
「前からこうでした」
「みんなやってます」
という感じです．

　では，抗菌薬は何のためにあるのでしょうか．

　口の中には好気性，嫌気性の連鎖球菌やスピロヘータなど，様々な菌が存在します．これは自然なことで，消化管などと同様「当たり前」なことです．口腔内に菌がいることは悪いことではありません．それに，これを抗菌薬で無菌状態にすることも不可能です．
　したがって，口腔内の歯科的処置のとき，「口腔内の感染症」を予防するために抗菌薬を処方するのは無意味です．抗菌薬は口腔内を無菌状態にしませんから．もちろん，抗菌薬を出さないことは，口腔内感染症が起きない，という保証の存在を意味しません．そうではなく，「抗菌薬を出したからといってリスクはヘッジできない」という意味なのです．
　人間には唾液があり，これが口腔内をかなり清潔に保っています．歯科処置後の合併症としての口腔内感染症はかなりまれな事象です．いずれにしても，口腔内の菌の多くはグラム陽性菌か嫌気性菌で，グラム陰性菌に強いフロモックス®やセフゾン®を処方するのはナンセンスです．「口腔内の創部からの感染を

防ぐための抗菌薬のエビデンスは乏しいか，存在しない」のです（Dar-Odeh NS, et al. Antibiotic prescribing practices by dentists: a review. Ther Clin Risk Manag. 2010; 6: 301–6）．

　しかし，抗菌薬の使用が正当化されることがあります．それは，「口腔内感染の予防」が目的ではなく，菌血症の合併症としての感染性心内膜炎の予防のためです．

　しかししかし，予防的抗菌薬を必要とする人は非常に少ないです．心内膜炎をみんなが起こさないからではありません．割に合わないからです．

　実は，歯磨きをしているときも，ある一定の割合で口腔内からの菌血症が起きています．10％くらいの割合で，数分間の菌血症が起きています．それは臨床的には「意味がない」菌血症です．これを毎日1日3回やっているんです．

　抜歯をしたときの一過性の菌血症の可能性は50％くらいあります．しかし，それは5回の歯磨きで「ちゃら」になってしまいます．なので，このような菌血症に神経質にいちいち抗菌薬を出していても，そのリスク全体は1年365日，1日3回の歯磨きでまったく相殺されてしまうのです〔Lockhart PB, et al. Bacteremia associated with tooth brushing and dental extraction. Circulation. 2008 Jun 17; 117(24): 3118–25〕．

　というわけで，予防的抗菌薬はごくごく限定的な，IE のリスクがとても高い人だけを対象に行われます．それは，

- 心臓人工弁や人工物
- IE の既往
- 先天性心疾患で治癒していないチアノーゼがある，あるいは治癒しているが人工物を用いて治療6カ月未満，あるいは人工物の周囲に欠損が残存
- 弁膜疾患を伴う心移植患者

（Wilson W, et al. Circulation. 2007; 116: 1736-54 より）

　というわけで，ほとんどの人は予防的抗菌薬は必要ないってことになります．逆に，IE の既往がある場合，抜歯など観血的な処置のときは必ず予防的抗菌薬が必要です．忘れないよう．

　さて，予防的抗菌薬ですが，フロモックス®やセフゾン®を出してはいけません．術後に出してもダメです．口腔内の IE の原因菌である連鎖球菌を「術中

に」血液に出さないようにするのが目的だからです．そこで，

Rp: サワシリン® AMPC　2g　経口を1回だけ

を，術30〜60分前に投与します．ペニシリンアレルギーなどが問題であれば，ダラシン®（クリンダマイシン）やセファゾリンなどを用います．

まとめ

　抗菌薬使用には必ず目的が大事です．習慣的に，あるいは無目的に抗菌薬を出してはいけません．歯科診療時の予防的抗菌薬は
- IEを予防するために
- IEのリスクがとても高い人を対象に
- IEの原因である連鎖球菌を殺すために
- 歯科処置の術中に濃度が最高になるようなタイミングで

投与します．術後は一過性の菌血症は収まっていますから，抗菌薬投与は無意味です．

コラム⑥ 経口 3 世代セフェムはなぜいけないのか

　岩田は光文社から「99.9％が誤用の抗生物質」という新書を出しています．この「99.9％」というのは大げさじゃないか，という意見もあるようですが，決してそんなことはありません．では，どの抗菌薬が 99.9％ 誤用かというと，それは経口 3 世代セフェムです．

　世界で 1 番売り上げの高いセフェムはロセフィン®（セフトリアキソン）です．点滴薬ですね．第 2 位，第 3 位はそれぞれフロモックス®（セフカペン・ピボキシル），メイアクト®（セフジトレン・ピボキシル）です（Visiongain. Antibacterial Drugs: World Market Prospects 2012-22）．フロモックス®はセファロスポリンのマーケット全体（点滴薬含む）の 2.4％（年商 2 億 5000 万ドル），メイアクト®は 1.9％（年商 2 億ドル）を占めているそうです．
　フロモックス®とメイアクト®は「世界で」一番売れている経口セフェムですが，両者のマーケットの大部分を占めているのは日本です．つまり，商品名としてのフロモックス®，メイアクト®は経口セフェムの売り上げ世界第 1 位と第 2 位で，かつそれらはほとんど日本で消費されているのです．

　問題は，なぜか，ということです．

　歯科においてセフェム系の使用は多いです．セフカペン・ピボキシル（フロモックス®）がもっとも多いです（影向 範昭, 他. 歯科における抗菌薬の使用傾向 私立歯科大学附属 1／病院における使用実態調査. 歯科薬物療法. 2008; 27(1): 36-44.）．

　問題は，なぜそうなのか，です．

　なぜ，世界で日本でだけ独占的にフロモックス®など経口 3 世代セフェムが大量に使用されているのでしょう．世界各国には存在しない，日本にしかない土着の感染症があり，これらの抗菌薬が必要とされる日本の特殊な事情があるのでしょうか．日本人が特別な遺伝子かなにかをもっていて，フロモックス®を飲み

続けないといけない不可思議な欠乏症にかかっているのでしょうか．あるいは，日本の医療だけが独占的に優秀で，世界各国では日本人が苦しんでいない感染症で困難に陥っているのでしょうか．

こういう「日本人特殊論」は我々が飛びつきやすい，よくある安直な議論ですが，ここでは当てはまらないように思います．

一番理にかなった説明は，

フロモックス®とかメイアクト®といった3世代セフェムは，そもそも実は感染症診療には必要ないのではないか？

というものです．

必要ない，ということは日本で大量に消費されているフロモックス®やメイアクト®などの3世代セフェムの使用方法が間違っている，ということです．なくてもよいのだから，100％間違っているといってもよいのですが，臨床現場には常に「例外」というのは存在しますから，少し割り引いて99.9％です．

3世代セフェムは消化管からの吸収が悪く，口腔内の菌にもフィットしません（グラム陰性菌カバーし過ぎです）．むしろ，セファレキシン（ケフレックス®）のような第1世代セフェムの方が適切です．でも，ケフレックス®は「売れていない」「使われていない」という理由で処方されません．出されないから，さらに出されなくなる，という皮肉は，感染症診療以外の領域でもよく見られます．不思議な話です．

でも，薬の選択基準は「その薬がどういう薬か」という薬理学的特性だけで決定すべきです．その薬の売り上げとか値段が処方基準になるなんて，サイエンスとしての医科，そして歯科において許容されてはなりません．それが患者の利益に反しているのなら，なおさらです．

風邪に抗菌薬が不要なように，歯科領域においても抗菌薬はほぼ不要です．不要なものを出してもそこに明らかな問題を見いだすことはできません．大抵の場合，何も起きないのですから．たとえ抗菌薬のために副作用が起きても，病院に行って「医者」に診てもらうでしょうし．経験論的には，歯科でフロモックス®やメイアクト®を出しても，痛くも痒くもないのです．歯科医の方は，痛みを感

▶じうるのは，患者だけです．

　歯科医の先生たちは，経験論ではなく，知性を抗菌薬選択と決定の基準にすべきです．そうすれば，現在処方されている抗菌薬の 99.9％ は無意味，ということがすぐにわかるはずです．

Ⅱ. 各論編
F. 産婦人科医のための感染症診療

CHAPTER 001:

産婦人科，術後感染症大原則

　産婦人科領域の術後感染症の特徴は polymicrobial……すなわちグラム陽性菌，グラム陰性菌，嫌気性菌などの**混合感染**であることです．大腸菌，腸球菌，バクテロイデスなどが関与します．

子宮内膜炎（endometritis）

　帝王切開その他の手術の後，子宮内膜に感染を起こすものです．子宮周囲の結合組織や子宮そのもの（筋肉）に感染が波及することもあります．原因微生物は生殖器にいる複数菌種の混合感染（嫌気性菌含む）です．30％はマイコプラズマが関与します．もっとも，マイコプラズマやウレアプラズマのような細胞内寄生菌はよく検出されますが，それらをカバーしなくても，子宮内膜炎はよくなってしまうことが多いです．術後の子宮内膜炎に関して言うと，性感染症の原因（淋菌やクラミジアなど）は関与していないことが多いです．ただし，細菌性腟症（*Bacterial vaginosis*）があると，子宮内膜炎のリスクは非常に高くなります．B群連鎖球菌（GBS）の存在もリスクを上げます．

　帝王切開時の抗菌薬予防はセファゾリン®が推奨されます（予防の項，参照）．2g を術直前に1回投与．これで術後感染が 1/3 に減ると言われています．とくに早期破水を伴う帝王切開では予防的抗菌薬は有効と言われています．新生児に抗菌薬曝露をしないよう，臍帯クランプをしてから抗菌薬投与が標準的ですが，皮膚切開の前に抗菌薬投与した方が SSI および子宮内膜炎は減るという研究もあります（Owens SM, et al. Antimicrobial prophylaxis for cesarean delivery before skin incision. Obstet Gynecol. 2009: 114: 573-9）．新生児に対する抗菌薬曝露がもたらす影響については代謝異常をもたらすといった動物実験がありますが，これをどう扱うかについては決着がついていません（Cho I, et al. Antibiotics in early life alter the murine colonic microbiome and adiposity. Nature. 2012; 488: 621-6）．

　診断はわりとストレートフォワードで，術後の熱，下腹部痛があれば疑い，産婦人科の先生に内診をしていただき，画像などで診断確定します．

　Group A 連鎖球菌（GAS）による産褥熱も鑑別にあがります．産褥熱は近年では珍しくなりましたが，それでもときどき見ます．黄色ブドウ球菌や GAS の感染は，toxic shock syndrome（TSS）を合併することもあります．これはスーパー抗原による免疫学的な異常で，敗血症とは異なるタイプのショックをもたらします．*Clostridium sordellii* が原因になることもあります．

　子宮内膜培養は常在菌との区別が難しく，ルーチンではとられない，との教科書的な記載がありますが，グラム染色と併用すればある程度は有用とも思います．血液培養は 1 割くらいで陽性になります．淋菌，クラミジアの検査は，もしされていなければします（未受診出産とかでスクリーニングされていないとき）．

　治療の第一選択は，アメリカではクリンダマイシンとゲンタマイシンの併用ですが，ぼくらはアンピシリン・スルバクタム（ユナシン®，スルバシリン®）を使うことが多いです．治療効果は同じと考えられ，産科の先生にはより使いやすいと思います．セフメタゾールも選択肢になるでしょう．

Rp:　ユナシン® ABPC/SBT　1.5〜3g　6 時間おき
あるいは
Rp:　セフメタゾール　CMZ　2g　8 時間おき

　治療期間はだいたい，解熱後 24 時間経つまでです．神戸大学でも，産婦人科コンサルトで推奨する抗菌薬はたいていこの 2 つでした（抗菌薬を止めましょう，という推奨も多かったです．薬剤熱などのためです）．カルバペネムなどはほとんど必要ありません．

　授乳している場合はメトロニダゾール（フラジール®）は（可能なら）避けた方がよいと考える先生もおいでです．ただし，細菌性腟症を伴っている場合はこれが治療の第一選択薬になります．メトロニダゾールはメタ分析では（第一三半期でも）安全だったとされます（Caro-Paton T, et al. Is metronidazole teratogenic? A meta-analysis. Br J Clin Pharmacol. 1997; 44: 179）．日本の診療現場ではフラジール®，妊婦によく使われているみたいですね．どうしても回避したい場合は，クリンダマイシンを細菌性腟症に使うことも可能です．

基本的に，産婦人科領域の感染症では他科に比べると耐性菌による感染は少ないので，わりと狭めの抗菌薬で上手くいくことが多いです．培養に応じて抗菌薬を広げることもありますが，これはあくまで治療が上手くいかなかった場合に限ります．臨床的によくなっている場合，耐性菌が検出されても，通常は「無視」です．

SSI

　他領域のSSIと基本，変わりません．

化膿性骨盤内血栓性静脈炎（septic pelvic thrombophlebitis, SPT）

　卵巣（OVT, ovarian vein thrombophlebitis）やその他骨盤内（DSPT, septic pelvic thrombophlebitis）に感染性の血栓性静脈炎を作ることがあります．OVTは患者に重症感が認められ，片側の下腹部に圧痛があることが多いです．DSPTは逆に患者に重症感がなく，腹部に圧痛も触知されません．画像や血液検査は行いますが，基本的には除外診断です．抗菌薬を使って48時間経っても熱が下がらない，でも臨床的には割と元気……なときにこれを疑います．

　OVTに対しては，超音波よりもCTやMRIのほうが感度が高いと言われます．DSPTに対してはCTがよいとされますが，感度が落ちるので陰性検査でも除外は困難です．静脈壁の高密度や内腔の密度低下などから診断されます（ぼくは骨盤内の読影には自信がないので，放射線科の先生に読影してもらいます）．ただし，無症状の人でも血栓形成は見つかってしまうこともあるそうで，偽陽性にも要注意です．

　治療は抗菌薬および抗凝固療法ですが，治療期間や抗菌薬の種類については定見がありません．抗菌薬は1週間？　抗凝固療法は最低6週間？　ってはてなマークつきの頼りない言及です．抗凝固療法なしでもいいんじゃない，という小さな研究もあります（Brown CE, et al. Puerperal septic pelvic thrombophlebitis: incidence and response to heparin therapy. Am J Obstet Gynecol. 1999; 181: 143）．

解熱しないとき

　膿瘍形成や血腫の吸収熱，血腫感染，骨盤内血栓形成，薬剤熱などを疑います．壊死組織のデブリや膿瘍のドレナージが必要になることもあり，婦人科的診察や画像診断が重要です．基本的には，感染症屋コンサルトが望ましいと思います．**「抗菌薬をとりあえず替える」はやらないほうがよいです．**

人工妊娠中絶時の抗菌薬

　ドキシサイクリン100mgを中絶1時間前に，200mgを術後に（計300mg）が推奨されています．メタ分析によると抗菌薬は術後感染症を有意に減らしてくれるそうです（Sawaya GF, et al. Antibiotics at the time of induced abortion: the case for universal prophylaxis based on a meta-analysis. Obstet Gynecol. 1996; 87: 884-90）．ただ，ぼくはこの手の相談を受けたことはないので，実経験はありません．

> **まとめ**
> - 産婦人科領域の術後感染症は，ユナシン®やセフメタゾールで治療できることが多い

❖文献
1) Chen KT. Postpartum endometritis. UpToDate. Last updated Jul 17, 2013.
2) Chen KT. Septic pelvic thrombophlebitis. UpToDate. Last updated Aug 15, 2013.

II. 各論編
F. 産婦人科医のための感染症診療

CHAPTER 002:

妊婦と抗菌薬，そして感染症

妊婦と抗菌薬

　妊婦の抗菌薬使用は難しい問題で，リスクと利益のバランスになります．絶対に安全な抗菌薬もないですが，絶対にダメ，というものも難しい．例えば，珍しいアナプラズマ感染症はテトラサイクリン系以外に妥当な抗菌薬が存在しないため，子どもの歯が黄染することを覚悟で用いたりします．

　とはいえ，こういうマニアックな話は例外に属し，**一般的にはテトラサイクリン系とフルオロキノロン系は使用が回避されます**．ST 合剤は胎児への安全性が確立されておらず，FDA（米国食品医薬品管理局）のカテゴリーではDとされていますから，これも普通は使いません．前回述べたように，メトロニダゾールは妊婦への安全性が微妙とされていましたが，データが蓄積され，現在ではカテゴリーBです．逆にクロラムフェニコールはカテゴリーC（よくわからない）そうですが，グレーベイビー症候群のリスクを考えると，岩田はクロマイ腟錠を妊婦に出すのはよしといたほうがよいと思います．ペニシリン，セファロスポリン，カルバペネム，マクロライド，クリンダマイシンはおそらくは大丈夫と考えられます．

　妊婦さんにも抗菌薬を提供した方がよいこともあります．例えば，**無症候性細菌尿**．一般には抗菌薬は不要ですが，妊婦の場合は有症候性の尿路感染を減らし，低出生体重児も減らすことが示唆されています．もっとも，データの質は不十分でもっとエビデンスが必要とされていますが．

Smaill FM, Vazquez JC. Antibiotics for asymptomatic bacteriuria in pregnancy. Cochrane Database of Systematic Reviews［Internet］. John Wiley & Sons, Ltd; 1996［cited

2014 Jun 27]. Available from: http://onlinelibrary.wiley.com/doi/10.1002/14651858.CD000490.pub2/abstract

ちなみに，授乳時の抗菌薬の安全性については，アメリカ国立医学図書館のLactMedがよくまとまっています．抗菌薬以外の薬も検索できます．
http://toxnet.nlm.nih.gov/cgi-bin/sis/htmlgen?LACT

リステリアとトキソプラズマ

妊婦はリステリア感染症（髄膜炎など）のリスクが高いので，生ハムや非加熱の乳製品は禁忌です．ネコの糞や生肉もトキソプラズマのリスクがあるためにだめ，です．基本的に妊娠中は生ものは全部止めておいた方がよいというのが岩田の意見です．

ネット上では「加熱をしない牛乳」とか販売しているようですが，「自然な営みのまま胃で凝固しゆっくり消化吸収するため，妊婦さん・授乳中のお母様・乳幼児・成長期のお子様に，是非お勧めです」と書いてあってのけぞってしまったことがあります．「自然の営み」が安全性を担保しないのは，病原体も「自然」であることから自明です．

この手の安直なネット情報はとても多く，多くのおかあさんがだまされているものと思います．いや，情報を提供している方も「だましている」つもりはなく，純粋に「自然なものは身体に良い」という信念と，科学的な思考が欠如しているための思い込みなのでしょう．悪意よりも，善意からくる思い込みの方が説得は困難ですけど．成長期のお子さんが飲むのはよいとして，妊婦さんは絶対に飲んではいけません，岩田はこの牛乳飲みまして，とても美味しかったです．

B群溶連菌

B群溶連菌（GBS）の検査が妊娠33〜37週で推奨されます．これも新生児敗血症や髄膜炎の原因です．岩田が研修医のときは，ときどきGBSの新生児の敗血症や髄膜炎を見ましたが，最近はほとんど経験しなくなりました．よかった，よかった．

GBS陽性の場合は，「そのとき除菌するのではなく」，陣痛が始まってからア

ンピシリン 2g を 4 時間おきに点滴します．

性器ヘルペス

性器ヘルペスがある場合は，帝王切開が推奨されます．性器以外の場所であれば，帝切は必須ではありません．

その他

母親に HIV 感染がある場合などは，ちょっと専門性が高いので感染症屋と相談した方がよいでしょう．

コラム⑦ よくわかんない，クラミジア・淋菌試験

クラミジアと淋菌については様々な遺伝子検査が現在使用されています．

古典的な DNA プローブ，PCR (polymerase chain reaction) だけでなく，TMA (transcription mediated amplification)，LCR (ligase chain reaction)，SDA (strand displacement amplification) など，たくさんの検査が存在します．とくに SDA は咽頭の検査にも適応があり，また他の（性感染症を起こさない）クラミジアやナイセリアとの交差反応もなくて，クラミジア咽頭炎の診断には有用です（笹原徹平. 感染症検査 クラミジア感染症検査/淋菌同時核酸同定. 内科. 2013; 111: 1479-80, 笹原徹平. 感染症検査 クラミジア感染症検査核酸同定. 内科. 2013; 111: 1478）．

TMA は PCR みたいに温度を上げ下げしないとか，LCR はプローブ分子を使うとか，SDA では増幅と検出が同時進行だとか，いろいろテクニカルな特徴があるようですが，問題のポイントはここではありません．

何を問題にしたいのかと言いますと，これらの検査が日本では男性の尿（初尿）では保険適応があるのに，女性の尿では保険適応がないってことです．女性の場合は膣分泌物など生殖器からの検体でないといけません．ぼくはこれが，昔から不思議でした．

なぜなら，諸外国では女性の尿も検査できたからです．遺伝子検査にはいろいろありますが，尿と生殖器では，その感度・特異度はどちらも遜色ありません〔たくさんのデータがありますが，例えば 金山明子, 他. 男女尿検体における Strand displacement (SDA) 法を用いた *Chlamydia trachomatis* および *Neisseria gonorrhoeae* の検出. 感染症誌. 2008; 82: 182 6 など〕．女性の検体では阻止物質が存在して検査の偽陰性のリスクがある，なんて文章を見たこともありますが，それが本当に感度・特異度に影響を与えるはどのものかは不明です．世の中にはもっともっと感度も特異度もアヤフヤな，「役に立たない検査」が保険収載されているのに，です．いずれにしても，なぜ生殖器からの検体はよくて尿はだめなの？　という説明にはなりません．

このあいだも，STD の検査が必要なんだけど内診は頑に拒む患者さんがいました．こういう患者さんの適切な検査と治療を阻害している現状は，よろしくないと思います．

なぜ，女性の尿はクラミジアや淋菌検査の検体として認められないのか．なぜ日本でだけそうなのか．ぼくはその問題に対する「仮説」はもっていますが，ここでは述べません．各自で考えてみてください．いずれにしても，この問題も「ここがヘンだよ，日本人」的な問題なのだと思います．

Ⅱ. 各論編
G. 肝胆膵外科医のための感染症診療

CHAPTER 001:

急性胆管炎と胆嚢炎

　歯科感染症領域は，医学界のお見合い，ポテンヒット領域です．歯科の先生は感染症がさほど得意でないことが多く，感染症屋も歯科領域は不案内……みたいな感じ．

　同様に，肝胆道領域も「お見合い，ポテンヒット」領域だったりします．

　ウイルス性肝炎は肝臓専門家（Hepatologists）が担当することが多く，感染症屋はインターフェロンや最新のプロテアーゼ阻害薬などは使い慣れていないことが多いです．もちろん，肝生検なんてできやしません．

　胆道系疾患も同様です．感染症屋は ERCP も PTGBD もできません．感染症屋にできるのはせいぜいうんちやおしっこや喀痰を染めて顕微鏡で見ることくらいです．

　<u>急性胆管炎や胆嚢炎は基本的に「手技」で治る病気です</u>．胆管炎は ERCP などで詰まりさえ治してしまえば，まあどの抗菌薬を使っても治っちゃいます．胆嚢炎は急性期は胆嚢摘出術で，少し時間が経った場合は PTGBD などで時間を稼ぎ，抗菌薬を使って治すか，数週間後に胆嚢摘出術で治します．感染症屋がこれらの疾患に寄与することは，あんまりないんです．

　初期研修医には，「<u>胆嚢炎は外科医を呼ぶ病気，胆管炎は消化器内科医を呼ぶ病気</u>」と教えています．また，「胆嚢炎は画像検査で診断し，胆管炎は血液検査で診断する」，とも教えています．もちろん，これはちょっと誇張が入っていますが，初期研修医に「原則」を教えるときは単純で明快なデフォルメが必要なのです．事実，胆嚢炎では肝胆道系の血液検査異常は軽微か，あるいはないことも多いです．しかし，胆管炎では胆道系酵素の異常が見受けられます．一方，胆管炎ではしばしば総胆管の拡張や石で詰まっている……といった画像所見が見受けられません．「胆嚢炎は画像で，胆管炎は血液検査で診断」，というのは，

まあそんなに見当はずれなコメントではありません．

　ところで，胆管炎と言えばスルペラゾン®（セフォペラゾン・スルバクタム）だと思っている先生方は多いことと思います．

　確かに，セフォペラゾンは胆汁に濃縮されやすく，胆汁／血清比が 4 倍以上あります．もっとも，これはピペラシリンなどにも見受けられる現象で，スルペラゾン®だけが胆汁移行性がよいわけではありません．また，アンピシリンやトリメトプリム，メトロニダゾールやクリンダマイシンも胆汁／血清比は 1 〜 4 倍と良好です．こうした抗菌薬も十分に使うことができます．ちなみに，メロペネムなどのカルバペネムは胆汁移行性は悪く，胆汁／血清比は 0.25 程度です［Matsumoto T, et al. Clinical effects of 2 days of treatment by fosfomycin calcium for acute uncomplicated cystitis in women. J Infect Chemother. 2011 Feb; 17(1): 80–6］．あれ？　スルペラゾン®でも治らない場合は，必殺のメロペン®，とお考えの先生は多いのではないでしょうか．胆汁移行性がどれほど重要なのか．案外そんなに臨床的には重要ではないのかもしれませんね．というか，多分たいていの場合，メロペン®を使うくらいなら，ゾシン®（ピペラシリン・タゾバクタム）を使った方が，薬理学的には理にかなっていると思います．

　もっと言うと，スルペラゾン®は移行性云々以前に大きな問題があります．

　あれは，1g 12 時間おきとかで出されることが多いのですが，そのうちセフォペラゾンは 500mg しか入っていません．全部で 1g しかない抗菌薬がたとえ高濃度で胆汁に移行しても，大量の抗菌薬にはとても追いつきません．

　だから，神戸大学感染症内科の市中胆管炎の第一推奨薬はユナシン®（アンピシリン・スルバクタム）です．胆汁移行性がよいアンピシリンを大量に投与するのです．すでに述べたように，アメリカでは耐性菌が多くてユナシン®単剤では推奨されていませんが，日本，少なくとも神戸近辺ではこれで大丈夫です．みなさまの地域の感受性も，是非確認してみてください．

　なお，肝機能が低下すると全ての抗菌薬の胆汁移行性は低下し，総胆管が完全に閉塞していると，（どれを選んでも）抗菌薬は全く胆汁に移行しなくなります．やはり，物理的に閉塞を解除してあげることが最重要，というわけです．

　岩田の雑感では，胆管閉塞さえ解除してしまえば，胆管炎は抗菌薬が間違っていても 8 割は治ります．投与量が圧倒的に少ないスルペラゾン®でも，胆汁移行性が悪いメロペン®でも．逆に，閉塞が解除できない腫瘍性の胆管炎など

ではどんなにまっとうな抗菌薬を使ってもよくならないことが多いです．

　じゃ，胆道感染では抗菌薬の使い方は適当でもよいってこと？　と言う声も聞こえてきそうです．もちろん，そんなことはありません．確かに，8 割の胆管炎はどんな抗菌薬でも，もしかしたら抗菌薬なしでも治ってしまうように思います．

　しかしながら，逆にいえば 2 割の患者さんは，抗菌薬の適切な使用が決め手になるわけです．EBM にお詳しい方はご案内ですが，2 割増しの治療効果ということは NNT (number needed to treat) は 5 というわけです．内科医的には NNT=5 のプラクティスとはとてもよいプラクティスです．

　ERCP や胆摘が適切に行われれば，胆道感染は打率 8 割です．それはなかなかによい打率です．しかし，2 割の取りこぼしを防ぐためには，やはり抗菌薬は妥当に用いるべきです．もちろん，血液培養や胆汁培養はきちんととり，de-escalation をしっかり行うのも大事です．胆道感染において検出菌だけをカバーすればよいのか，嫌気性菌カバーは残した方がよいのかについては十分なスタディーがありません．今後の課題だと思います．

まとめ
- 胆道感染は，手技が重要
- 「胆汁移行性」という言葉に騙されない
- 抗菌薬の意味は小さい……でもその意味はけっこうある

❖ 文献

1) Dooley JS, et al. Antibiotics in the treatment of biliary infection. Gut. 1984; 25(9): 988–98.

II. 各論編
G. 肝胆膵外科医のための感染症診療

CHAPTER 002:

肝移植後の感染症

　腎移植に次ぐ移植件数が多いのが肝移植です．岩田もアメリカの肝移植センターで感染症のトレーニングを受けましたが，腎移植より感染症のリスクが高く，コンサルトを受ける患者が多かったのが印象的でした．

　しかし，腎移植のときにも申し上げた通り，決して「思考停止」に陥ってはいけません．移植患者，免疫抑制者，易感染性のある患者だからこそ，一所懸命考え，原因を検索して，妥当性の高い診療を行わねばなりません．

　世界的な傾向ですが，移植外科医は手術や免疫抑制に関する訓練はよく受けていますが，感染症診療の訓練はあまり受けていません．良くも悪くも分業主義のアメリカだと感染症屋に「おまかせ」というアウトソーシングが普通です．が，日本だとついつい抱え込んでしまって，そしてやっつけ仕事になりがちです．

　でも，変ですよね．肝移植患者は感染症に弱いのですから，むしろ普通の患者よりもより高いエクスパティースでもって診断，治療されねばならないのですから．普通の感染症診療だってやっつけ仕事はだめなんです．ましてや，移植患者であれば，なおさらです．このへんも，ここがヘンだよ日本人ってとこでしょうか．

　というわけで，肝移植患者の発熱は，本当に感染症屋に「おまかせ」でアウトソーシングしていただいた方がよいと思います．なんでもかんでもアメリカみたいにすればよいというものではありませんが，この点はアメリカの分業主義に倣っちゃう方が理にかなっています．移植同様，移植患者の感染症はとても複雑ですから．

　主治医の先生には専門性の高い移植手術と術後管理に専念していただいた方が，お互いにとって Win Win なわけで．患者にとって一番質の高いケアを目

指すのであれば，やっつけ仕事をしないで「おまかせ」とするのが妥当な判断だと思います．

予防接種

まずは予防接種から検討するのが大切です．腎移植など他の固形臓器移植（SOT）患者でも，日本で意外に忘れられているのが，移植以前の適切な予防接種です．詳細についてはガイドラインが出ているのでそちらに譲りますが，とにかく予防できる感染症（vaccine preventable diseases, VPD）は全部移植前に予防しましょう，ということです．A・B型肝炎，インフルエンザ，Hib，肺炎球菌，麻疹，ムンプス，風疹，水痘など抗体をチェックしてワクチンを接種しておかなければなりません．

Danzinger-Isakov L, et al. Guidelines for vaccination of solid organ transplant candidates and recipients. Am J Transplant. 2009; 9: S258-62.
http://onlinelibrary.wiley.com/doi/10.1111/j.1600-6143.2009.02917.x/abstract

SSI

肝移植後のSSIは他の臓器移植よりも多いと言われています．しかし，予防的抗菌薬の原則は，他の手術と変わりません．診断と治療についても，他のSSIと同様です．

深部SSI，とくに胆管炎や膿瘍については少し付言しておきましょう．

肝移植患者では，胆管閉塞による胆管炎や膿瘍性疾患が非常に多いです．よく見る間違いは，

- 「胆道移行性がよい」といってスルペラゾン®少量12時間おき療法をやって治療失敗（なぜこれが間違いかは，すでに述べました）．
- 「とりあえずカルバペネム」とカルバペネムばかり使っていて，カルバペネム耐性菌感染症を誘導してしまう．カルバペネムは胆汁移行性はよくないのでしたね．
- 血液培養とってない（意外に多い！）
- 膿瘍ドレナージの欠如
- CRPが下がった，といって治療中止……数カ月後に再発

・de-escalation をしないでダラダラメロペン継続……でカルバペネム耐性菌を誘導

わりとこのへんの間違いをよく見ます．「うちの患者は易感染性だから，カルバペネムが必要なんだ」という主治医の熱意は理解します．しかし，すでに述べたように，カルバペネムは胆道感染におけるベストな抗菌薬ではありませんし，感染症を繰り返しやすい易感染性の患者は目先のことだけ考えず，グランドデザインというか，長期的な視野も必要です．そうしなければ，患者の利益につながらず，主治医の熱意は空回りします．

熱いハートとクールな頭は同居する必要があります．熱意に加え，薬理学的な基本事項や感染症学的な戦略性は，もっておく必要があります．移植手術が熱意だけでは成り立たず，知識や技術や経験が必要なように．

PCP 予防

ST 合剤が使われることが多く，これはリステリア，ノカルジア，トキソプラズマといった他の日和見感染の予防にも有用です．

CMV 予防

アンチゲネミア陽性の場合の preemptive therapy が一般的に用いられていますが，肝移植患者に関するエビデンスは希薄です．バリキサ®（バルガンシクロビル）を用いることによる血球減少により，他の感染症が増えてしまうのも問題です．いずれにしても，CMV はどの臓器にも病気を起こすことと，免疫修飾によって他の感染症も増やしてしまうことがあり，とても注意が必要です．ガンシクロビルやバルガンシクロビルが上手くいかなかった場合の代替案も重要で，このへんは副作用の多い薬のバランスのよい使用が大事になります．ですから，CMV を疑ったときは感染症屋と相談しながら使うのが妥当だと思います．

カンジダ血症

C. krusei, glabrata だとカンディン系（ファンガード®＝ミカファンギンや

カンサイダス®＝カスポファンギン）が，そうでなければジフルカン®やプロジフ®（フルコナゾール）が用いられることが多いです．ただし，免疫抑制剤との相互作用の問題があるので，そこには重々注意します．

βD グルカンは偽陽性も偽陰性もあり，培養検査も偽陰性が多く，解釈は難しいです．IE や眼内炎などの合併症の検索も必要です．これも感染症屋と協力して治療するのが望ましいです．

アスペルギルス

βD グルカンやガラクトマンナン抗原といった検査の解釈，CT などの画像の解釈，そして「肺アスペルギルス症」とよばれる疾患の種類（どのアスペルギルス症の話をしているのか）など，これも突っ込みどころが満載の感染症です．やはり検査を治療せず，感染症屋と相談しながら診療するのが望ましいです．

結核

移植前の QFT, T-spot 検査の解釈，胸部画像検査の解釈，結核既往歴の解釈，結核を発症したときの対応や他の薬との相互作用など，結核もマニアックな小ネタが多い病気です．他の抗酸菌はさらにややこしくなります．これも感染症屋との協力が必要で，みだりに検査を重ねて，検査を治療していると話がこんがらがってきます．

まとめ
- 肝移植後の発熱，感染症は「感染症屋におまかせ」が適切

❖文献

1) Clark NM, Cotler SJ. Infectious complications in liver transplantation. UpToDate. Last updated Sep 19, 2012.

終末期医療と感染症について

　既に述べたように，胆道感染は閉塞を解除することがもっとも重要です．しかし，膵癌や胆管癌が進行した場合，あるいは肝細胞癌が肝内胆管を圧排した場合など，閉塞がどうしても解除できなくなってしまうことがあります．

　この場合は胆道感染は難治性になり，またたとえ治ってもすぐに再発します．繰り返す発熱と繰り返す抗菌薬使用で原因菌はどんどん耐性化していきます．その結果，患者は隔離され，接触感染予防策をとられたりします．カルバペネムなども耐性化し，未承認薬のポリミキシンBやコリスチンなど，比較的毒性が強い抗菌薬を用いざるを得ないこともあります．

　こういうとき，大事なのは，「目標を明白にする」です．患者が，家族が，主治医が，そして感染症屋たちが異なる思惑でまったく噛み合わない診療をしてはいけません．もはや，生命予後を改善することはあまり期待できません．では，何を目標に感染症を治療するのか．そこに感染症があるから，治療するのか．熱の症状をとって苦痛を軽減したいのか．「大きな話」をすることが必要になります．

　場合によっては治療効果が下がっても，（緩和ケア病棟で使いやすい）経口抗菌薬だけを用いたり，あるいは血液培養をとるのも止める，という方法だって可能です．血液培養は感染症の診断と原因微生物の検出に必須な検査ですが，その感染症の治療と原因微生物の検出そのものが相対的な重要性を失ってしまうことすらあるのです．場合によっては，鎮痛と苦痛軽減を目的として，モルヒネやステロイドが選択肢となることもあります．

　とにかく，方法のルーチン化は禁物です．発熱，血液培養，血液検査，抗菌薬……といった一意的な方法だけを覚えて話をルーチン化してしまい，「なぜそうするのか」を忘れてしまうと，感染症屋は単なるばい菌屋，単なる抗生物質屋になってしまいます．ときに，主治医も目標を見失っていたり，はっきりできなくなっているときもあります．そういうときにも，患者や家族との対話を促したり，チームで目標の再設定をしてもらうよう働きかけることも感染症屋の大事な仕事です．感染症屋はミクロな微生物を扱いますが，その目線はつねに「大きな話」に向けられていないといけないのです．

II. 各論編
H. 呼吸器外科医のための感染症診療

CHAPTER 001:

呼吸器外科関連のピットフォール

　まず，**結核は必ず念頭においてください**．ときどき，肺癌と思って切除した後，実は結核だった……という事例を経験します．そのときは検体を必ずホルマリンにぽちゃん……ではなく，一部は生食に包んで培養に出しましょう．抗酸菌だけでなく，真菌も肺の結節影の原因になるので，一般培養，抗酸菌培養，真菌培養が必要です．

　あと，わりと多いのはアクチノミセス症．これはゆっくり型の腫瘤性の炎症を起こす放線菌感染症で，肺癌，それから婦人科系の癌と間違えられています．病理で硫黄顆粒（sulfar granule）を見つければ診断可能です．ペニシリンの長期療法で治ります．

　結核についてもう少しピットフォールを．いずれも実例のあるエラーです．

1）画像で「old TB」というのは，活動性結核を否定しない

　石灰化を伴う「old TB」の所見があっても，結核の再感染や再活性はありえます．**過去の結核は現在の結核を否定しません**．臨床症状があれば，隔離，検査が必要です．
　結核は再感染します．麻疹などと違い，一度なったら一生ならないという病気ではありません．「おれはツ反強陽性だからN95は要らないよ」という強者をときどき見ますが，まったくナンセンスですので，要注意です．

2）気管支鏡はしばしば必要

　どうも日本では気管支鏡が有効に使われないケースが目立ちます．もっとも

これは呼吸器外科ではなく，呼吸器内科の問題ですが．3連痰が陰性の場合，結核菌の検出にも有用なことが多いですし，結核に似ているけど結核じゃない病気の診断（ウェゲナー肉芽腫症，サルコイドーシス，肺吸虫，他の抗酸菌，ノカルジアなどたくさんあります）にも有用です．

3）ツ反，QFT，T-spotは活動性結核の診断には有用ではない

　いずれも結核菌に対する人の免疫活動を検査しています．したがって，「現在の結核」と「過去の結核の既往」を区別することができません．また，細胞性免疫の低下した患者では検査の偽陰性も問題です．ていうか，細胞性免疫の低下した患者で結核は発症しやすいわけで，ツ反，QFT，T-spotどれを選んでも，活動性結核の診断はできないのです．

　これらの検査は，発症していない，「潜在性結核」の診断に有用です．とくに，医療従事者の曝露後フォローには有用です．陽性ならばINHを9カ月内服させます．その他のレジメンもありますが，それは感染症屋に相談すればよいでしょう．

　今でも結核の既往がある患者で，ツ反やQFTがオーダーされているケースを目にします．上記の理由で全く意味がないですし，ツ反は過剰な炎症が起きてしまい，患者が苦しむ可能性すらあります．この手の失敗も何度か見たことがあります．絶対に止めましょう．

4）結核を「疑った時点」で隔離する

　結核と診断されてから隔離してはいけません．結核を疑ったら隔離です．
　結核は「うつる結核」と「うつらない結核」に区別されます．「うつる結核」とは肺結核，かつ塗抹陽性のことです．3連痰で塗抹が陰性だったら他人への感染性はないものと判断します（ただし，例外はあるので，わかりづらいときは感染症屋に相談するのが妥当です）．逆に，肺外結核だけなら他人への感染性はありませんから，隔離は不要です．3連痰は3日間かけて朝の喀痰をとるのが原則ですが，海外のデータでは1日に3回喀痰をとってもよい，というものもあります．この点についてはまだ未決着な問題だと岩田は考えます．

　フィルター付きの気管内挿管をしている患者でも隔離は必要です．フィルターがあれば隔離は不要と勘違いしている医師はわりと多いですが，これも要

注意です．

　患者を診るときはN95マスクが必要です．着用訓練を必ず受けましょう．なお，手袋，エプロン，ガウンのたぐいは不要ですが，なぜか多くの病院ではこれもセットでついてきます．

5）必ずHIVもチェックする

　結核患者を見たら，「なぜ結核になったのか」を考える必要があります．まあ，だれでも発症する可能性はありますが，危険因子は探します．**とくにHIVの見落としは多い**ので要注意．

6）外科的処置は必要ないことが多い

　結核は他の細菌性膿瘍と違い，ドレナージがなくても治ることが多いです．ドレナージチューブを入れてしまうと，創が閉じにくいのが結核の特徴ですから，膿胸や硬膜外膿瘍があっても，そのまま内服治療が原則です．もちろん，診断的な意味で穿刺が必要になることはありますが．

7）PCRは案外役に立たない

　胸水，髄液，腹水などの結核菌PCRの感度は低いです．喀痰ですら，塗抹陰性のときは低いです．PCRというとなんかすごい感度のよい検査という「印象」はありますが，事実ではありません．印象で診療しない，というのは大事な原則です（わりと多いです）．

　ちなみに，喀痰PCRは感染性との関連がはっきりしませんから，塗抹陰性，PCR陽性の時に隔離が必要かどうかは，微妙なところだと岩田は考えます．

画像品評会にしてはならない，結核審査協議会

結核は届け出が必要な感染症で，その診療がきちんと行われているか審査するための，結核審査協議会というものがあります．

ところが，これが機能していないところが多い．

ぼくがあちこち見聞きしたところでは，多くの協議会が「画像の品評会」になっているようです．「ここの空洞の壁がどう」とか「ここに散布影があるねえ」みたいな．呼吸器内科，呼吸器外科の先生に，この傾向があります（苦言！）．

ぶっちゃけ，画像なんてどう見えたってよいのです．たしかに空洞の有無は治療のやり方に影響しますが，それ以外はどうでもよい．どんな画像であっても結核の治療の仕方は同じです．右の結核と左の結核で治療薬が変わるわけでもない．報告書に学会病型分類を書かせる「悪弊」もそろそろ止めた方がよいです．

レントゲンで診断されている肺結核のCTを撮ってくれと言われて，岩田は激怒したことがあります．隔離している排菌患者をCTに連れていって，放射線技師に感染のリスクをわざわざ提供するなんて，バカバカしいにも程があります．しかも，その理由が「審査員の先生がCTも見てみたいから」なのです．ふざけるな．

抗結核薬が正しい量で処方されているか，それはきちんとDOTSを使って内服が確認されているか，副作用は発生していないか，患者の症状は改善しているか，リファンピシンと相互作用のある薬はちゃんと調整されているか，他の合併症の治療はうまくいっているか（例えば，糖尿病などはちゃんと治療されているか）……こういうところをきちんとチェックするのが「審査」です．なのに，こういう議論が全然行われていないところも多いのです（伊藤，他．結核診査協議会は有効に機能しているか？ 結核．2004; 79: 631-5）．

肺外結核や潜在性結核のフォローにレントゲンや画像を要求してくる審査協議会もいまだに多いです．初回には必要でしょうが，何度もするものではありません．あれも根拠薄弱なので，やめてほしいです．放射線曝露について，これだけ日本中が神経質になっているのに，あまりに無神経です．

「医者が見たいから」という知的興味でCTを撮るケースが日本では多すぎま

す．患者の診療に寄与しない検査は非倫理的だ，という単純な事実すら共有されていないのは驚きです．医学とは，患者の利益のために行われる目的をもつ学問であり，患者の利益に直結しない，「医者の興味」を満たすための検査は倫理的に許容されないのです．

II. 各論編
I. 脳神経外科医のための感染症診療

CHAPTER 001:

術後髄膜炎診断治療の大原則

院内で髄膜炎になることはめったにありませんが，ひとつだけ例外があり，それが脳外科術後の患者さんです．

細菌性髄膜炎は予後の悪い病気です．多くの場合は血液培養も陽性になり，全身感染症の一亜型としての髄膜炎です．しかし，脳外科術後の患者さんは，手術時に創部から細菌が侵入して感染を起こすケースが多く，全身感染症を伴わないことも多いです．予後は（市中髄膜炎に比べると）ずっとよく，治療がうまくいくことがほとんどです．

診察上の所見は熱だけで，ショックになったりするケースは少数派です．ただし，すでに意識状態はよくなく，首も（くも膜下出血などで）がちがちになっていたりしますから，診察では診断はできません．髄液検査もすでに異常がデフォルトですので，わかりづらいです．髄液の赤血球・白血球比を測って「期待される以上の」白血球数があれば髄膜炎を考えますが，これを検査室でやってもらうためには有効なコミュニケーションが必要です．好中球優位であれば可能性が高まる，という研究もあるみたいです．プロカルシトニンとか使えば細菌性髄膜炎がわかるかも，という研究もありますが，結果はぱっとしないものでした〔Choi S-H, Choi S-H. Predictive performance of serum procalcitonin for the diagnosis of bacterial meningitis after neurosurgery. Infect Chemother. 2013 Sep; 45(3): 308–14〕．

エンピリカルにはMRSAのカバーにバンコマイシン，グラム陰性菌のカバーにセフタジジムを使い，培養結果を見てde-escalationというパターンが多いです．岩田たちはあまりやりませんが，髄液内バンコマイシンやアミノグリコシドの注射なども教科書的には記載があります．βラクタム薬は毒性が強すぎて，髄液内注射はできません．

治療期間ははっきりしませんが，まあ 21 日間（3 週間）くらいでしょうか．髄液培養が陰性の時には aseptic mengitis として抗菌薬を切っても予後は悪くなかった，という小規模の研究があります［Zarrouk V, et al. Evaluation of the management of postoperative aseptic meningitis. Clin Infect Dis. 2007 Jun 15; 44(12): 1555–9］．我々も基本的には髄液培養陰性を確認したら抗菌薬オフで様子を見ます．中枢熱や腫瘍熱など，脳外科の患者は熱を出しやすいですから，術後の発熱も脳外科の場合は数週間遷延することもあり，感染症以外のウエイトが占める割合は大きくなっています．

　VP シャントなどデバイスがある場合は抜去が基本です．体外シャントなどに一時的にしてもらい，ほどよいところで入れなおしてもらいます．やはり異物があるとバイオフィルムを形成して治療を内科的に行うのは困難だからです．

まとめ
- 脳外科では髄膜炎が多い
- 診断は難しい．髄液培養は有用（かも）
- 治療についても質の高いエビデンスは希薄．経験的に治療していることが多い

❖文献

1) Stenehjem E, Armstrong WS. Central nervous system device infections. Infect Dis Clin N Am. 2012; 26: 89-110.
2) Baddour LM, Flynn PM, Fekete T. Infections of central nervous system shunts and other devices. UpToDate. Last updated Oct 30, 2013.

II. 各論編
I. 脳神経外科医のための感染症診療

CHAPTER 002:

脳膿瘍，脳占拠性病変の診断・治療の大原則

　脳膿瘍は厄介な病気です．慢性の発熱としてプレゼンすることもありますが，急性の経過をたどる例も案外珍しくありません．熱，頭痛，神経所見の3徴全部が認められるのは2割の患者だけです．

　脳膿瘍の存在診断「そのもの」はCTやMRIが進歩して，とても容易になりました．膿瘍性疾患そのものが見逃されるリスクは，ほとんどないといってもいいくらいです．

　問題は，「どんな」脳膿瘍か，です． これはなかなか難しい．

　細菌性脳膿瘍の場合，例えば脳外科手術の合併症として発症することもあります．外傷後に頭蓋底から細菌が侵入して脳膿瘍を形成することもあります．細菌血症の成れの果てとして，「頭に飛んで」膿瘍を作ることもあります．

　とくに，感染性心内膜炎IEの合併症が有名です．**脳膿瘍を見たらIEを，IEを見たら脳膿瘍を考えるのが定石です．**

　肺のノカルジア症も脳膿瘍を合併しやすく，ルーチンで頭の画像を撮ることが推奨されています．自由寄生性アメーバも脳膿瘍を起こします．コンタクトレンズからのアメーバ眼内炎や，湖水でのアメーバ感染などが要注意です．

　鑑別疾患も多いです．脳トキソプラズマ症，リンパ腫，有鉤囊虫症，脳腫瘍，脳転移，結核腫，クリプトコッカス腫など．占拠性病変はSPECTやPETで評価することもありますが，最終的には脳生検が必要となることもあります．

　脳生検はハードルの高い検査ですが，これで診断ができると得られるものは大きいので，どうしてもというときには脳外科の先生に相談します．もちろん，上記の鑑別疾患の背景にあるものも大事です．

　CNSリンパ腫を疑えば，HIV検査は必須です．HIV陽性の患者で脳占拠性病変があれば，リンパ腫も考えます（もっとも，この場合は鑑別が多いので，リンパ腫一点買いも危険ですが）．

脳膿瘍の治療は長期的抗菌薬（6～8週間）の使用と，外科的ドレナージ，という膿瘍治療の基本を踏襲します．ペニシリンG，セフトリアキソン，メトロニダゾール，セフタジジム，メロペネム，バンコマイシンなどが選択肢になります．セフェピム®は脳症を起こすリスクがあり，セファゾリンは脳に高濃度を達成できないため，普通は使いません．

> **まとめ**
> - 脳膿瘍の診断は難しくない．難しいのは，「どんな」脳膿瘍かを看破することだ
> - 膿瘍ではない，膿瘍に見える鑑別診断に気をつける
> - 治療はドレナージと長期抗菌療法

❖文献

1) Brouwer MC, Coutinho JM, van de Beek D. Clinical characteristics and outcome of brain abscess: systematic review and meta-analysis. Neurology. 2014; 82(9): 806-13.
2) Southwick FS. Treatment and prognosis of bacterial brain abscess. UpToDate. Last updated Apr 10, 2014.

コラム⑩ できる，できないの狭間で

　脳外科関係の感染症では，VP シャントなどデバイスが絡んでいることが多いです．

　感染症屋としては，異物は全部排除したい．バイオフィルムを残したままでは細菌の内科的治癒は期待できず，再発のリスクが高いです．清潔領域の中枢神経において，これはとても許容できないことです．

　一方，脳外科サイドとしては，脳圧亢進があり，水頭症のリスクが高い患者のシャントを抜去するなんて「No Way!（何いうてんねん）」です．

　お互いに守りたい原則があり，それらがバッティングするとき，しばしば我々の議論は水掛け論になります．「私の立ち場からはこう思う」とただ自説を主張するだけ．

　ドイツの哲学者ヘーゲルは，人間の思考が進んでいくために，ある命題（テーゼ）と対立する命題（アンチテーゼ）を戦わせ，どちらか一方をとるのではなく，さらに上位の考え方（ジンテーゼ）を作り出すのがよいとしました．これが弁証法です．弁証法なんて難しい言葉を使いますが，要するに「対話　ディアレクティーク」のことです．

　感染症屋も脳外科医も，「患者がよくなってほしい」という思いは同じです．ただし，見ているものが違う．このとき，感染症屋は「ばい菌だけ殺していればよい」という手前勝手な意見を捨てなければなりません．ばい菌を殺しても，中枢神経が破壊されてしまっては意味がないのだから．ばい菌を殺しつつ，かつ中枢神経を守る，というジンテーゼの模索が必要になります．他者の言葉に耳を傾ける謙虚さや，自説を変える（しかし患者の予後は割引しない）勇気も必要です．

　そこで，「とりあえず体外シャントを留置して，VP シャントは抜去し，再度おりをみて VP を再挿入ってのはどうでしょう」．という第三の提案が生まれます．それは妥協ではなく，両者の見解を加味した一つの「最適解」です．

　脳外科医にしても，感染症がどうなってもよい，ということはもちろんありません．最終的な目標は水頭症の予防ではありません．水頭症の予防は目的ではなく，手段です．目的は「患者がよくなること」という「もうちょっと大きな話」にあります．そこでは感染症屋との異論はありません．

　対話とは自説の押しつけのことではありません．自説を通すなんてことは比較的

どうでもよいことなのです.

　大事なのは,異なる立場のプロフェッショナルたちが,いかに自分たちの専門能力を活用して患者に最大限の貢献をするか,です.一般的に,ひとりのプロの力よりも,二人の力の方がその貢献の度合いは高いに決まっています.我々は自分たちとは守備範囲が異なる専門家がいることを呪うのではなく,こころから感謝して,その恩恵を享受するだけなのです.共通の目的を確認しながら,目的に達する方法をともに考える「対話」を続けることなのです.

II. 各論編
J. 皮膚科医のための感染症診療

CHAPTER 001:

皮膚軟部組織感染症診療の基本

　壊死性筋膜炎などは他のところでやったので（95ページ参照），今回は基本的な皮膚軟部組織感染症（skin and soft tissue infections, SSTI）について．丹毒とか蜂窩織炎など全部ここにひっくるめてご説明します．

　といっても，丹毒と蜂窩織炎の区別とか，せつ（furuncle）とよう（carbuncle）の区別みたいなのは，皮膚科の先生には釈迦に説法なので，全部割愛です．

　大事なポイントは二つ．

❶ 小規模な SSTI は抗菌薬なしでも治る．特に小規模な皮下膿瘍などは切開排膿だけで十分．
❷ 1 世代セフェムやオグサワを使うのが基本．キノロンや 3 世代セフェム，カルバペネムを使うのはよくない．

　まあ，こんだけです．逆に言えば，この二つを強調する理由は，皮膚科領域においてスーパーな能力を発揮している先生ですら，案外守られていない原則だからです．

　SSTIの原因菌の多くは連鎖球菌やブドウ球菌といったグラム陽性菌です．よって，グラム陽性菌を殺すための抗菌薬を使用します．その代表格が，経口薬であれば 1 世代のセファロスポリン，セファレキシン（ケフレックス®）です．

　しかし，多くの SSTI ではグラム陰性菌に特化し，しかもバイオアベイラビリティが悪い 3 世代セフェムが使われています．フロモックス®，メイアクト®，セフゾン®，トミロン®，バナン®といった感じ．医学・薬理学的根拠があるわけではありません．現場の経験値はあるかもしれませんが，なにしろ小規模な SSTI は抗菌薬なしでも治ってしまいますから，「間違った根拠を与える経験値」

です．かぜに抗菌薬使って，患者が治って，よかった♡，と同じですね．

2014年のIDSA（アメリカ感染症学会）ガイドラインが推奨するSSTIの経口抗菌薬は，セファレキシン，（日本にはない）dicloxacillin，エリスロマイシン，クリンダマイシン，アモキシシリン・クラブラン酸，ST合剤，ミノサイクリンなどです．「ここは日本だ，アメリカじゃない」はここでは通用しません．

点滴薬であれば，セファゾリンなどが……MRSAが原因であればバンコマイシン，リネゾリド，ダプトマイシンなどが選択肢になります．

ところで，ミノマイシン®（ミノサイクリン）は市中獲得型MRSA（CA-MRSA）にも活性が高いため，しばしば使います．点滴薬もありますし．逆に，ミノマイシン®を乱用しないよう，リケッチア（ツツガムシ含む）などには「あえて」ドキシサイクリンを推奨しています．

Vibrio vulnificus やエアロモナスなど，グラム陰性菌がSSTIを起こすこともあるっちゃあります．しかし，「例外事項を一般化しない」というのは大事な知的原則ですし，**重症感染症の *V. vulnificus* に吸収の悪い経口3世代セフェムを出すのは命取り**ですから，どっちにしても上手い選択肢とは言えません．セフトリアキソンなど，点滴3世代セフェムを大量に使うのが肝心です．あと，壊死性筋膜炎などは別扱いです（前述）．

蜂窩織炎の治療期間や抗菌薬の必要量は，そのSSTIの規模の大きさに依存します．抗菌薬なしでも治っちゃうレベルから，ゲンタシン®軟膏でOKなレベル，経口薬でいけるレベル，点滴抗菌薬を最大量必要とするレベル．治療期間も数日から，数週間までまちまちです．

時々見るのが，**「うっ滞性皮膚炎」を感染症と間違えるケース**．慢性の下腿浮腫がある患者さんでは，非感染性の下腿の炎症が起きています．全身状態がよい慢性の経過なので，問診でそうとわかります．治療は浮腫を取り除いたり，場合によっては形成外科の先生に頼んでリンパ浮腫の外科的治療をお願いします．こういう方は感染症も（うっ滞性皮膚炎の上に）起こしやすいので，注意が必要です．無駄な抗菌薬を非感染性の炎症に使っていると，いざ感染症が起きた時に治療薬のオプションが限定されてしまいます．

患肢の挙上も大切です．これをやるだけで，腫れがすっとよくなることはしばしば経験します．セファゾリン，→よくならない→バンコマイシンやメロペン……ではなく，まずは患肢の挙上，セファゾリン量の最適化……でよくなるケースは多いのです．抗菌力そのものはバンコマイシンってとても弱いですし．

まとめ
- SSTI は原則グラム陽性菌を
- 抗菌薬不要なケースもある
- 経口 3 世代セフェムは使わない
- うっ滞性皮膚炎は抗菌薬で治療しない
- 患肢挙上なども大事

❖文献

1) Stevens DL, et al. Practice guidelines for the diagnosis and management of skin and soft tissue infections: 2014 update by the infectious diseases society of America. Clin Infect Dis. 2014 Jun 18; ciu296.

コラム⑪

感染症屋は皮膚科医が頼り

　感染症屋はスタンドアローンでやっていけない，弱い存在です．心内膜炎では心臓血管外科の先生に助けてもらい，骨髄炎では整形外科医の先生に助けてもらい，放射線科，病理診断科，薬剤部，微生物検査室，果ては保健所など行政に至るまで，あらゆる医療リソースの助けを借りなければ生きてはいけません．

　皮膚科の先生にも多大な支援を受けています．壊死性筋膜炎の筋膜ドレナージや，皮膚生検といった手技ももちろんですが，とくに診断面ではとても助けられています．

　なんといっても皮膚病変は，わかる人が見てなんぼ，ですからね．皮膚科の先生が皮膚を見るそのやり方は，我々素人が付け焼き刃な知識やわずかな経験で見るそれとは，ぜんっぜん違います．たぶん，見ている世界そのものが違うのだろうなっていうくらい違います．

　これまでも，結節性紅斑だと思ったら実は結節性多発動脈炎とか，DIHS（drug induced hypersensitivity syndrome）だと思ったら別のタイプの薬疹だったとか，いろいろ教えていただいた経験がたくさんあります．逆に皮膚科の先生に「これは○○だね」と言われて，「いやいや，違うでしょ」なんて反駁できる医者は，なかなかいないですよね．それくらい，皮膚科医の皮膚所見の見立てくらい，他の医者を圧倒する説得力のあるものは，そうそうありません．

　で，皮膚科の先生のレクチャーはよく拝聴して勉強させていただくのですが，とくにすごいなと思ったのは，ある皮膚科部長のプレゼンでした．皮膚科のプレゼンって怒濤の写真集で，何百枚ものスライドがどんどん出てきますよね．その先生のも古いドラム式のスライドパラパラのレクチャーだったのですが，何がびっくりしたって，「これはぼくが○○と思って誤診した症例です」みたいな症例をどんどん紹介してくださったことでした．ひえ～，こんな名医でも誤診するんや．ていうか，それを惜しげもなく研修医たちに白状しちゃうなんて……

　でも，その先生の普段の鬼神っぷりをよく知っているぼくらにしてみると，その誤診例の開陳は，ある意味人間としての「器の大きさ」を示すものでした．やっぱり偉い人は本当に偉いですね．ちなみにこのレクチャー，もう3回くらい聞きましたが，未だに同じ写真を見ても正しい診断名が出てきません……というわけで岩田のような非皮膚科医の無力っぷりもよく実感できます．

感染症屋はスタンドアローンではやっていけない無力な存在ですが，人間とは本来無力な存在なのだ，という認識をしっかりできる点ではありがたい専門領域です．これからも自分たちの知っているところと知らないところの境界線をなるたけきちんと引いて，自分たちの知っているところでは最大限の能力を発揮し，そうでないところでは他者の言葉を聞き，助けを借りる，という態度を取り続けていきたいなあ，と思います．

Ⅱ. 各論編
K. 救急医のための感染症診療

CHAPTER 001:

熱傷, 外傷患者の感染症予防と治療

　多くの救急疾患についてはすでに触れました．ここでは，「これぞ救急」という救急プロパー領域の中から，とくに感染症のリスクが高い熱傷，外傷について説明します．

　皮膚は人間最大の免疫メカニズムの一つです．そのメカニズムが破綻するのが熱傷と外傷ですから，当然感染症のリスクは高まります．

　問題は，すでに何度も申し上げているように，「そこに感染症のリスクがある」ということと，「それを抗菌薬で払拭できる」は同義語ではないってことです．

　熱傷があるだけ，で予防的抗菌薬は不要です．熱傷診療ガイドライン（日本熱傷学会）でも抗菌薬の予防的使用については「望ましくない」（B）とされています（http://www.jsbi-burn.org/jsbi13.html）．コクランのレビューでも，予防的抗菌薬の効果ははっきり示されていません（Barajas-Nava LA, et al. Antibiotic prophylaxis for preventing burn wound infection. Cochrane Database Syst Rev. 2013; 6: CD008738）．なお，このレビューでは，ゲーベン®クリーム（スルファジアジン銀）の使用は入院期間を「延長させてしまう」という結果が出ています．気道熱傷がある患者でも予防的抗菌薬は予後に影響を与えないようです（Liodaki E, et al. Prophylactic antibiotic therapy after inhalation injury. Burns. 2014 Mar 11）．

　局所に炎症所見がある「だけ」では全身抗菌薬の適応にはなりません．局所の対症療法で十分です．

　全身抗菌薬が必要なのは，「全身」に症状があるときです．発熱，頻脈，頻呼吸，血圧低下や血液検査の異常など，全身感染症を疑ったら，しかるべくワークアップして，治療します．

　ワークアップは基本的なものを行います．血液培養2セット……たとえ熱傷があって採血が困難であってもコンタミがあると大変ですから，なんとか頑

張って採ってください．尿培養や喀痰培養も重要です．熱傷患者は創部関連の敗血症が多いですが，肺炎，尿路感染，カテ感染も同様に多いです．
　熱傷感染では，創部の定量培養を行い，菌量が 10^5 以上であれば有意にとる，というプラクティスもありますが，岩田はあまり一般的に用いておりません．
　治療は，原因としてもっとも多いブドウ球菌と緑膿菌をカバーすべく，バンコマイシン，セフタジジム（モダシン®）などを使い，培養結果を見て de-escalation というパターンが多いです．局所の洗浄や壊死組織のデブリドマンなども当然必要です．真菌血症などが合併したら，抗真菌薬も追加します．

　外傷後についても，ルーチンでは予防的抗菌薬は必要ありません．ただし，汚染された外傷，開放骨折，動物咬傷などでは予防的抗菌薬が推奨されます．開放骨折ではセファレキシン（ケフレックス®）などの1世代セファロスポリンが，動物咬傷ではオグサワ（アモキシシリン＋アモキシシリン・クラブラン酸）などが推奨されます．まあ，このへんは研究もあまり多くない領域で，迷った場合には感染症屋に相談してください．
　それよりも破傷風予防のための，破傷風トキソイド（ハトキ）と破傷風免疫グロブリンの投与が大事です．汚い創の場合は5年以内にハトキを打っていなければ，ハトキと免疫グロブリンを，きれいな創の場合は10年以内にハトキを打っていなければハトキだけを打ちます．高齢者で三種混合ワクチンを幼少時に受けていない場合も，トキソイドや免疫グロブリンの適応があります．よくわかんなかったら，感染症屋を呼んでください．
　それから脾破裂や脾摘があった場合には，13価の結合型肺炎球菌ワクチン（プレベナー®）を1回接種し，8週間待って23価の肺炎球菌ワクチン（ニューモバックス®）を接種します．もし5年以上前にニューモバックス®接種を受けていたら，やはり同様に13価のプレベナー®，8週間待って23価のニューモバックス®を打ちます．5年以内だったら，1回だけ13価のプレベナー®を接種します．その後は5年ごとに23価のニューモバックス®が推奨されます．なお，5歳未満の場合は連日の抗菌薬予防投与も推奨されます．このへんは，最近予防接種の選択肢が増えた分，ややこしくなったので，ぜひ感染症屋にご相談ください．

まとめ
- 熱傷にルーチンの予防的抗菌薬は必要ない．
- 全身感染症を疑ったら，適切な培養をとって治療
- 外傷では破傷風予防が大事．
- 脾摘患者では肺炎球菌の予防を．最近ややこしくなったので，迷ったら感染症屋コール！

❖文献

1) Gauglitz GG, Shahrokhi S. Clinical manifestations, diagnosis, and treatment of burn wound sepsis. UpToDate. Last updated Oct 17, 2013.
2) Lane JC, et al. Current concepts of prophylactic antibiotics in trauma: A review. Open Orthop J. 2012 Nov 30; 6: 511–7.

コラム⑫ 日本型救急と北米型 ER
その感染症診療への影響

　日本には大きく分けると二つの救急医学の「流派」があります．古典的な，三次救急を専らとする日本型救急と，一次から三次まで，受診者は「何でも診る」北米型 ER です．ER はテレビドラマにもなったので，一般の方にもとても有名になりました．まあ，ジョージ・クルーニーのようなかっこいい医者がいるわけじゃないし，現実のアメリカの ER は，うわ，やめろ，なにをすあ qw せ drftgy ふじこ lp

　ところで，感染症屋の目から見ると，日本型救急のドクターと，北米型 ER のドクターとどっちが「話が通じやすい」かというと，これは圧倒的に後者です．

　北米型 ER のドクターは風邪や咽頭痛など，コモンな感染症診療のトレーニングも受けていますし，こういう「内科的な患者の診方」のコンセプトも理解しておいでです．北米でトレーニングを受けていれば，適切なコンサルトの重要性もよく理解されていますし，感染症屋を呼ぶべきタイミングもバッチリです．

　しかし，日本型救急のドクターの多くは，そもそも感染症の「イロハ」を教わっていません．発熱のワークアップの方法とか，抗菌薬使用の原則とか．

　どちらかというと体育会系の日本型救急では，何が妥当な診療かを議論する場も少なく，「俺がルールだ」的な強面のボスの鶴の一声が診療方針を決定します．そのボスの感染症診療の知識は，これはボス研修医時代に先輩などから教わった伝統芸能的なものだったり，学会で美味しいランチを食べながら「なんとかマイシン，マンセー」と MR さん御用達の先生の提灯持ち的ランチョンセミナーで薦められた新薬の使用だったりします．血清のエンドトキシンアッセイとか，プロカルシトニンとか，ハイテクな検査も駆使しますが，その感度，特異度などにはとても無頓着で，「とりあえず，みんな測っとかんかい．うちの患者は重症なんだから」とここでもブルドーザー的です．

　そして，こういうボスをロールモデルにして，若手のドクターたちも同じような振る舞いをしだします．3 年目くらいからコメディカルや MR さんたちにため口をきき，「俺の経験では，こういうときはカビのカバーだ」とかボスの口まねをしだします．3 年目くらいで「俺の経験」とか口にするヤバさも自覚していません．いや，だいたいこういうタイプは他人の言葉に耳を傾けるのがとても苦手なので，全然人のアドバイスを聞きません．こうして救急センターは病院の独立

した「城」と化し，完全なる治外法権的な診療が展開されるようになるのです．別名ガラパゴスとも，「井のなかの蛙」とも呼びますが．

　もちろん，日本型救急の先生でも，きちんと基本的な感染症診療の訓練を受けていたり，勉強をしていたり，あるいは他人の言葉に耳を傾け，いつも謙虚で笑顔を絶やさず，東に病気の子どもがあれば行って看病してやり……みたいな人もいるとは思います．だから，日本型救急だからだめなのだ，とは思いません．

　日本型救急にも北米型 ER にも長所も欠点もある……と両方見てきたぼくは思います．いずれにしても大事なのは質の高い患者ケアが提供されることです．日本型救急か，北米型 ER か，は手段のレベルの問題に過ぎません．ぼくは部外者なので，どちらのスタイルをとっていても，それが上手くいっているかぎりはかまわないと思います．日本型救急であっても，そこで妥当な感染症診断と治療が行われている限りにおいては，まったく異存はございません．その限りにおいては．

Ⅱ. 各論編
L. 眼科医のための感染症診療

CHAPTER 001:

結膜炎，角膜炎診療の原則

　眼科領域もまた，感染症屋が苦手な分野です．とくにアメリカの感染症屋は苦手にしていると思います．

　意外というかやはりというか，外来でよくみる，しかしコンサルトされにくい感染症をアメリカの感染症屋は得意としません．岩田は北京で家庭医として診療している時に，このようなコモンな感染症についてたくさん学ぶことができました．その後も感染症のみならず，総合診療外来を続けています．おかげでアメリカ「だけ」でトレーニングを受けるピットフォールを回避できています．アメリカの感染症屋は内科の研修こそ受けるものの，その後は一般内科から（ほぼ）完全に離れてしまいます．風邪とかは，案外苦手にしています．

　それはともかく，結膜炎です．結膜炎は，アレルギー性，ウイルス性，細菌性に大別できます．あとは「その他」……異物とかドライアイの影響による結膜炎となります．

　アレルギー性結膜炎と感染性結膜炎は，季節性だとか，両側に「同時に」発症するだとか，比較的水様の浸出液などから，わりと簡単に区別できます．感染性結膜炎の中で，ウイルス性と細菌性は，どちらも膿性の浸出液が出たりして，鑑別はそれほど容易ではありません．愛媛大学の眼科医，鈴木崇先生は浸出液のグラム染色の有用性を指摘しています．外来では便利なツールかも知れません．あとは，アデノウイルスの迅速診断キットによる細菌感染の「除外」でしょうか．

　抗菌薬治療ですが，通常は点眼薬で行われます．**日本ではキノロン系の点眼薬がとても人気がありますが，耐性菌の誘導も懸念されます**．おそらくはエコリシン®（エリスロマイシン・コリスチン）点眼薬で大抵の細菌性結膜炎も治ってしまうでしょう．UpToDate ではキノロンは耐性菌出現の懸念などから，通常の細菌性結膜炎では「ファーストチョイスとはならない」と述べています．

日本の場合，医師と製薬メーカーの利益相反が強すぎて，ここまではっきり言える眼科医は少ないのではないでしょうか．「抗菌薬サークル図データブック 点眼剤編」は抗菌点眼薬についてもっとも包括的にまとめてある素晴らしい教科書だと思いますが，そこでも結膜炎のファーストチョイスはキノロンです．PK/PDなどにも配慮していて，とても情報源としては役に立つこの本ですし，グラム染色にも言及してあってそこにも好感がもてますが，抗菌薬の選択に関しては（他のサブスペシャルティー同様），「もうひとつ」な感があります．

　余談ですが，UpToDateでワシントン大学のMcCullochは糖尿病治療薬のDPP-4阻害薬については「メトホルミンが禁忌や飲めない患者に考えてもよいかも（can be considered）と，SGLT2阻害薬も「長期のアウトカムも安全性もはっきりせず，ルーチンでは推奨しない（do not recommend）」と明記しました（McCulloch DK. Initial management of blood glucose in adults with type 2 diabetes mellitus, and Management of persistent hyperglycemia in type 2 diabetes mellitus）．ここまではっきりと言及している日本の糖尿病専門医を岩田はまだ見たことがなく，せいぜい「副作用に気をつけて」とか「適正使用を」くらいの言及しかありません（日本糖尿病学会お知らせ http://www.jds.or.jp/common/fckeditor/editor/filemanager/connectors/php/transfer.php?file=/uid000025_7265636F6D6D656E646174696F6E5F53474C54322E706466）．

　眼科領域はどうでしょうか．「そんなことないわい，俺はキノロン点眼薬なんて使わないし，推奨もしない」という先生はいるでしょうか（おいででしたら，それはとても嬉しいことですが）．

　ウイルス性結膜炎については抗ヒスタミン薬などの対症療法のみで，抗菌薬は必要ないはずです．しかし，アメリカでも抗菌点眼薬はよく出されていると聞きますし，日本でも多くのケースで出されているのではないでしょうか．学会などが中心になって，抗菌点眼薬の適正使用についてはきちんとコンセンサスをとったほうがよいと思います．

　細菌感染を合併した角膜炎では，失明のリスクが高いため，エンピリックに広域抗菌薬を用います．この場合は緑膿菌のカバーも大事です．アメリカ眼科学会（AAO）でもキノロン点眼薬が推奨されているようです．

　しかし，ここでもウイルス性や真菌性，アカントアメーバのような自由寄生性原虫感染，あるいは自己免疫疾患としての角膜炎については抗菌薬の推奨がありません．

まとめ
- 抗菌点眼薬にも適正使用が必要．メーカーの意向とは関係なく言及できるかどうかが，鍵

❖文献
1) 泰野　寛（監修）. In: 抗菌薬サークル図データブック　点眼剤編. 東京: じほう; 2009.
2) Jacobs DS. Conjunctivitis. UpToDate. Last updated May 14, 2014.

Ⅱ. 各論編
L. 眼科医のための感染症診療

CHAPTER 002:

予防的抗菌薬は役に立つか

　眼科領域の手術はとても小さい手術です．侵襲が小さい分，感染症のリスクも低いです．低い分，予防法の効果を吟味するのが難しいです．というわけで，このトピックは質の高いエビデンスに乏しく，あまり煮え切らない感じなんです．

硝子体内注射

　硝子体に注射したあと，汚染から眼内炎を発症するリスクがあります．注射時のイソジン消毒についても，局所的抗菌薬についてもエビデンスは非常に乏しいのが現実です．
　局所のイソジンはそれでも合理的だ，というので推奨度は高いです．一方，局所の抗菌薬はそこの細菌を殺しますが，術後の眼内炎を減らすというエビデンスは希薄です．しかも，マクロライドやキノロンといった，点眼薬の耐性菌を増やすことがランダム化試験で示され，その耐性はその後も持続しました（Kim SJ, Toma HS. Antimicrobial resistance and ophthalmic antibiotics: 1-year results of a longitudinal controlled study of patients undergoing intravitreal injections. Arch Ophthalmol. 2011; 129: 1180-8）．ですので，硝子体内注射のとき，眼内炎予防目的で点眼抗菌薬を用いるのは，妥当とは言えないかもしれません．

白内障手術

　術後に局所（前房内）セフロキシム投与により，術後感染症を減らすというエビデンスが複数あります．術後眼内炎が 0.34% から 0.07% に減ったというのです（Romero-Aroca, et al. Results at seven years after the use of intracamerular cefazolin as an endophthalmitis prophylaxis in cataract surgery. BMC Ophthalmol. 2012; 12: 2). しかし，コントロール群の眼内炎が多すぎやん，という批判もあって，この問題は大いにもめました．しかも，局所の抗菌薬が浮腫や toxic anterior segment syndrome（TASS）という炎症性合併症を起こすこともあり，さらに話はややこしくなりました．どうも，局所抗菌薬のリスクと利益のバランスはとれているとは言いがたいようです．

まとめ　・眼科領域の局所抗菌薬の妥当性は微妙

❖文献

1) Schimei AM, et al. Infection: The evolving role of antibiotics. Review of Ophthalmology. 8/9/2012. http://www.revophth.com/content/d/retina/c/35916/

コラム⑬ できているという自信，できていないという自覚

さあ，このシリーズも最終回です．おつき合いいただいた皆さん，ありがとうございます．

ぼくが他のドクターと感染症についてお話しているとき，ほとんど例外なく，その相手の力量を判定する方法があります．
それは，
「うちはちゃんとできてますよ」
とおっしゃるか，
「うちはまだまだできてないんですよ」
とおっしゃるかによる判定です．

「ちゃんとできてますよ」とドクターがおっしゃる場合，そこの感染症診療はまず間違いなく問題ありありです．間違ったアセスメントがなされ，間違った検査がオーダーされて，それを間違って解釈され，間違った治療薬が間違った投与量で間違った根拠で間違った投与期間用いられています．

そのような間違った知識の獲得は間違った勉強の方法がもたらしたもので，ネットの聞きかじりや昔からの医局の伝承，製薬メーカーからのバイアスに満ちた情報提供などに依存しています．海外の論文やガイドラインは「ここは日本だ」という理由一つで全否定し，代わりに和文で出された質の低い論文にすがりつきます．

そして，これが最大の問題点なのですが，彼らは自分たちの「正しさ」に因執し，間違っていることを認めることを頑に拒み，他者の言葉には耳を貸しません．自分たちの知識の体系の総体についてのみ頓着するので，その外にどのような人海があるかについては，全く存じませんし，また関心もありません．

一方，「うちはまだまだできていない」とドクターがおっしゃる場合，そのドクターの知性は「自分が知っていること」と「わからないこと」の境界線がどこにあるか，ちゃんと自覚しています．自分の知性の境界線の向こうには果てしない「まだわかっていない世界」があるという自覚があります．だから「まだまだ

できていない」と感じられるのです．

　そういうドクターの診療は，わりと正しいことが多く，診断，治療についても妥当性が高いことが多いです．英文の教科書や論文もわりと読みこなしていて，その情報のティーチングポイントも，その限界もわきまえています．「CDC はこう言ってる」という無批判な飛びつき方も，逆に「ここは日本だ，CDC なんか知るか」みたいな逆ギレもしません．和文情報であっても，自分たちの診療に役に立てばそれを活用しますが，質の低い論文や学会発表は採用しません．

　できているという自信．それは過信です．できていないという自覚．それは「できるための条件」を模索するさらなるエネルギー源となります．

　ぼくら感染症屋にもまだまだできていないことがたくさんあります．日本の臨床感染症界はまだまだ「夜明け前」．外科領域の各専門科に比べると，ものすごく遅れているのが現状です．専門医の数は足りず，その質は担保されてません．

　それでも，外科の先生たちのお役に立ち，好きな手術に邁進していただけるよう，それが延いては患者さんケアの質の向上につながるよう，微力ながら精進していこうと思っています．外科は医療の花形，家で言えば玄関，客間にあたります．感染症領域は家で言えば便所です．我々は，とにかくよりよく，より使いやすく，居心地がよく，そしてときに玄関や客間にもの申し上げる便所でありたいと，切に願っているのです．

―対談― 外科と感染症科のはざまで

窪田　忠夫（東京ベイ浦安市川医療センター外科）
×
岩田健太郎（神戸大学大学院医学研究科微生物感染症学講座
感染治療学分野）

　職域の違いから，お互いの知識や考え方を共有する機会が少ない外科医と感染症科医．本書の締めくくりとして，同じ病院で研修医時代を共に過ごした両氏に外科医と感染症科医の立場から自由に語っていただきました．

◆「わたし分かってます」には要注意

【岩田】この本って，外科の先生が読んで納得できると思う？
【窪田】前半が非常に良かった．これはうけると思う．間違いなくうける．
【岩田】（笑）　後半は？
【窪田】各科を回るような人がいれば，いいかなと思うんだけど．
【岩田】まあ，自分の科のところだけを読んでくれればそれでいい．
【窪田】そうなんだけどね．
【岩田】外科の領域によって自分たちが得意としている感染症というのがあるので．消化器外科だと胆道系の感染症や二次性の腹膜炎，ウロの先生だったら尿路感染系とか．そこはあまりつっこまないでおいて，前半のベーシックなところがちゃんと出来るようになればそれでいいかな，と思っています．後半は，どちらかというと自分たちが得意だと思っているプロパーな感染症も実はちょっと落とし穴があるよ，という……．
【窪田】得意と思っているところが一番ダメなんだ（笑）
【岩田】うん，その通り．「出来ますよ」って言っているところがだいたい出来ていない．
【窪田】そうだね．
【岩田】「やっぱり感染症は難しいですよね」っておっしゃる外科の先生はわりと勉強していて，こちらも見ていて安心できます．「わたし分かっていますよ」っていう先生は大抵ダメ．これは外科の先生に限ったことじゃなくて内科もそう

だけど.
【窪田】そんなもんですよね.
【岩田】特にたくさん診ているということが自信に変わっている,というのがあって.
【窪田】確かに.
【岩田】たくさん診ていてもやっぱり間違っている,ということは結構あります.術後の感染症は僕ら感染症のプロが誰よりも多く診ている.経験値の多さは何を担保してくるかというと,「失敗のパターンの網羅性」.うまく治っているケースは勿論たくさん診ているんだけど,こうするとうまくいかないっていう経験値のほうが実はずっと「経験としての価値」は高い.物理学者のボーアは「専門家とは,その専門領域において起こりうる失敗を全部認識している者のことだ」(引用によって細かい違いあり)と言っていて,その通りだなと思う.僕らも感染症で起きうるエラーやピットフォールはほとんど全部診ていて,こうやるとだいたい上手くいかないとか,これやると地雷踏んじゃうっていうストックがものすごく豊富にある.それは,「こういうことをやると手術はうまくいかない」という外科医のストックと同じ範疇に属するストックで,それが実はプロのプロとしての所以みたいなところです.たまたま偶然上手くいって,その流れにずっと乗っていることの危険性ももちろん分かるわけです.

　自分の領域における失敗のパターンみたいなものを,他の領域においてもパラレルに想像できる人は,他者に素直に相談しやすい.それが出来ないと「俺たち今まで上手くいっているんだから問題ないじゃん」となってしまう.いわばシートベルトを着けずに暴走しているドライバーみたいなもので,今まで上手くいっているんだからいいじゃない,っていう感じになるのかな.この本は今までの失敗例から逆算して書いています.

◆ 「線引き」の難しさ

【岩田】外科をやっていて,例えばどんな感染症に遭遇することがある?
【窪田】いろいろあるよ.聞いてみたいことがいくつかあるんだけどね.たとえば気腫性膀胱炎.
【岩田】うん.
【窪田】今の病院に来るまで2回しか診たことがなくて,いずれも薬のみで良くなっているからそんなもんなんだろうなと思っていたけど……この前あったのは,後腹膜にゼロータ筋膜の上までも気腫が広がっていてseptic で挿管され

かかっていたので，これは薬だけじゃダメだけどせいぜいドレナージでどうにかなるだろう……というつもりで入ったら，膀胱が全部腐っていて，膀胱全摘になっちゃいました．
【岩田】ああ～．
【窪田】膀胱って物凄い血量豊富な組織なので，悪性疾患以外で取った経験なんてないし，こんなことがあるんだなと．
【岩田】たしかに気腫性膀胱炎は原則的にオペは要らないことが多くて，僕らも内科的に治療を進めて大体は上手くいくんだけど，気腫性腎盂腎炎になると少なくともドレナージが必要で，場合によってはオペということになる．境界線が連続性なので，こっちはこっちで，あっちはあっちで，ということはないですね．壊死性筋膜炎なんかもそうなんだけど，壊死性筋膜炎といっても筋肉まで炎症が波及したりするので，純粋に「筋膜だけの病気」なのではない．necrotizing soft tissue infection のようなかんじで，筋膜とか筋肉，要するにガス壊疽がどこで起きているのか，部位によって分けるようなかんじで線引きするほうが現場では現実的です．そこらへんはエビデンスとかそういう話ではなくて，臨床的な勘とかいう領域も加味されるべきところだと思います．
【窪田】うちの病院は重症軟部組織感染も外科で診ているし，ウロの常勤がいないのでさっきみたいなウロ系もフルニエも全部診ています．そういう意味では良いのかな．
【岩田】よく知らないのだけど，泌尿器科ではない先生が，ウロのオペをするのって難しいの？
【窪田】内容によりけりだね．フルニエはどんな臓器であろうが腐っていれば取るしかないので特に思考過程はないけど，問題はその後．外性器を再建をしなきゃいけないとか植皮をしなきゃいけないというところまでやらないと完結しないので．慣れていないと手を出しにくいかも．前立腺や膀胱に関しては，骨盤の手術が得意な人だったらそんなに抵抗はないかな．
【岩田】僕のイメージだと骨盤内解剖って難しいというイメージがある．骨盤のCT を読むのが苦手なので（笑）
【窪田】婦人科系で，時々破裂性子宮留膿腫もきますよ．
【岩田】産婦人科も厄介だね．これも「こういう病気はこうすれば良い」っていう線引きがなかなか出来ないので，患者さんを診て決める，みたいなかんじになる．基本的に軟部組織系と，子宮のような「モノ性」が高いものの感染症っていうのは患者を診ないと分からない．例えば子宮内膜症なら，どのくらいの

子宮内膜症なのかによって全然違うし．妊婦さんは advanced cancer の人などに比べると救命「そのもの」のニーズが非常に高いので，子宮はいざとなったら取っちゃいな，みたいな，ヒューマン要素，感情的な要素も加わる．膀胱炎はさすがに取りづらいというか，取ったあとどうするか．

【窪田】そうだね．取ったらどうするか，でしょうね．

【岩田】壊死性感染症はどれでも，だいたい取ったあとも皮膚がデブリドマンなどによって広く侵襲を受ける．だから，二次性の感染症を起こしやすい．とにかく皮膚ってすごく大事，ということですね．アトピーでも火傷でも，皮膚がない人は本当に大変で……．リンパ球とか白血球，好中球も大事ですけど，皮膚は大事．

◆ 移植と感染症

【岩田】今は，例えば壊死性筋膜炎は整形外科が診るの？　皮膚科が診るの？

【窪田】整形が診ているところってあるの？

【岩田】アンプタ（amputation，切断）すると決めているところはあるね．壊死性筋膜炎はアンプタをしないのが原則だけど，最終的にはアンプタになることもある．

　教科書で学んだ「ネクっていてバーンと膨れてて水疱ブツブツ」のあれが壊死性筋膜炎だと思っている人は診断が遅れちゃうので，アンプタにいかざるを得ない．その前の，皮膚に全く病変がない時に診断していれば切開ドレナージだけで済むので，どの段階で，っていうのがかなりクリティカルだと思う．

【窪田】昨年，アンプタになったことが1例あったけど，最初から1回の手術で終わるわけがないので，やっていくうちに必要だったら，というかんじでしかやっていないね．

【岩田】確かに．最近はグループ A（*Streptococcus pyogenes*）以外のグループ G とか（*S. dysgalactiae* など）の壊死性筋膜炎が増えて，あれは相対的には予後は良い．場合によっては内科的治療だけで治っちゃうこともあるし．重度の心不全でオペ場に連れて行けません，という人でもちょっと切って終わりみたいなケースもあって，バリエーションが広がっている気がする．あとは大学病院だからかもしれないけれど，うちの病院は特に肝臓と腎臓の移植患者が多くて，心移植はほとんどいない．でも，京大の先生とかに聞くと心移植ってほとんど感染症の問題はないらしい．

【窪田】ないんだ，へえ．

【岩田】レポートではシャーガス病（南米に多い寄生虫トリパノソーマによる感染症で，心不全の原因となる）だとかいうけど，それは超マニアックな話で，原則的には心臓はあまり感染症を起こさない．元々心臓は感染症を起こしにくいところなので．肺は結構大変だけど，日本では肺移植はほとんどやってない．
【窪田】うん，やっていない．
【岩田】小腸移植もすごく大変らしくて……これも僕はみたことがないから分からないんだけど．心移植はそんなに怖くないけれど，薬の選び方が難しいというか面倒くさい．免疫抑制剤と相互作用のある抗菌薬が多いので，そこに気を遣わなければいけないというのと，やたらサイトメガロとかのウイルスが多い．うちは肝移植をけっこうやっていて，肝移植も厄介．
【窪田】生体肝？
【岩田】生体がほとんどで，死体はたぶん数えるほど．僕はニューヨーク大学の肝移植病棟をローテートしていたので，そこで物凄くたくさん感染症を診ていた．ただ，多いけれどワンパターン．だいたいほとんど胆管炎．
【窪田】まぁ，そうだろうね．
【岩田】熱が出たら胆管炎かなって思っているとわりと当たる．だいたいリークか詰まるかで胆管炎，みたいなパターンがほとんど．だから移植患者さんは慣れておけば意外に難しくない．その「慣れる体験」がないのが難しいのかもしれないけど．
　聞いた話によると，心臓の手術で移植が一番簡単なんでしょ．
【窪田】うん．繋ぐものが全部太いからね．
【岩田】素人ながら，弁膜の手術なんかより全然簡単だろうなと思う．
【窪田】テクニカルなことが一番の問題ではないんだろうね．
【岩田】心臓は感染症を起こしにくいけど，逆に一度感染症を起こすと治すのが大変．神戸大学は血管が強いので，感染性動脈瘤が山ほどあります．僕，これまで診てきた感染性動脈瘤の何倍も今みている（笑）．
【窪田】部位はさまざま？
【岩田】さまざま．治し方もさまざまで，治せないというか一生涯抗菌薬飲んで抑えこもう，なんとか破れないでねって感じのケースもあるし．オペ出来る人も出来ない人もいるし．ステント入れて治癒は目指さないっていう人もいるし，あれは難しい．ガイドラインもクリニカルトライアルも存在しないし．
　とにかく骨と心臓と血管は鬼門で，骨もばい菌がつくとなかなか取れない，あるいは絶対に取れないので，どのへんまで治すかというのが……．整形外科の

先生もいろいろなことを考えていて，あれこれ試行錯誤してはる．

◆ 外科医と抗菌薬

【窪田】合っているかどうかは別にして，整形外科医は抗菌薬に関する蘊蓄が多いなって感じる．

【岩田】そうそう．ウロと整形は多い．だけど，残念ながら1980年代ぐらいの微生物学をベースにした「こっちの抗菌薬のほうがMICが低い」みたいな *in vitro* 目線のことも多い．歯科の先生から聞いたんだけど，歯科領域では1980年代にランチョンとかで「ケフレックスより3世代セフェムの方がMICが低い」と宣伝した時期があったらしくて，そこで歯科が全部ケフレックスからフロモックス（など）に変わってしまったそうだよ．

【窪田】それは物凄い儲けの差になっちゃうね．

【岩田】そう．いま日本ではほとんど3世代セフェム使っていて，「ケフレックス？ 何それ？」って言われます．皮膚科の先生にも「そんなの使わないよ」って露骨に言われる．「あんな安い薬なんで使うの？」って．安けりゃいいじゃん，と思うんだけど（笑）

【窪田】安いのはダメみたいですよ（笑）

【岩田】80年代の流れで使っちゃっている．この本にも書いてあるけど今でもピペラシリンをよく使っているし．学会・ランチョン・MRさんで決めていることが多くて，蘊蓄は語れるけど根拠は非常に薄いというか．

【窪田】僕がいまの病院に来たときはケフレックスがなくて，でもすぐに入れてもらって使えるようになったね．

【岩田】うちの奥さんがいる神戸市立医療センター中央市民病院では今，フロモックスを排除する運動をしようという話になっています．

【窪田】あ，院内にもフロモックスあるんだ．

【岩田】ある．

【窪田】なるほどね．それは厳しいな．

【岩田】耳鼻科の先生とか小児科の先生とか，みんな使っている．耳鼻科もなかなか鬼門で，耳鼻科もやっぱり上の先生がそうやっていたとか，医局でこうなっているというのを使っているパターンをよく見る．

【窪田】鼻血にも抗菌薬を出しているからね．

【岩田】すっごい出してるんだよ．そして，出しているという抗菌薬処方の経験値が「自分たちは抗菌薬に詳しい」という幻想に転じていることもままある．耳

鼻科は特に，嚥下機能に関与する癌の場合は術後の感染症が必発だという人もいるぐらい感染症が多い．だからこそ，抗菌薬を本当はもっと適正化出来たらなぁ，と思うんだけど．

◆ 術前の感染症チェックは必要？

【窪田】今日は聞きたいことがいくつかあるんだよ．僕らが困っていることでね．
【岩田】うん．
【窪田】術前に感染症のチェックをしているんですよ．これがね，面倒くさいうえに弊害になっているんだな．特にHIVと梅毒．梅毒がアクティブな人って，いまだに僕はみたことがないんだよね．それなのに全例にやっているのよ．
【岩田】もちろんアクティブな場合は存在しますよ．
【窪田】あるとは思うんだけど，結局何が起こるかというと偽陽性なんだよね．偽陽性のたびになんだかんだと患者さんに説明して，どうのこうのやって……とわずらわしい．
【岩田】院外の外科の先生から「HIV陽性になったんだけど，どうしますか？」って相談を受けることがあるんだけど，「患者さんは80代のおばあちゃんで，RAで指が曲がっていて，この指を伸ばそうと手術プランして，術前検査したらHIV陽性だった」って……それ，なんでHIV検査しちゃったのかなぁ．検査陽性になって，どうやって80代のRA患者に「HIV検査っていうのはね……」みたいな説明をすればいいんだろう（笑）　まあ，結論から言うとやらない方がいい．
【窪田】やらない方がいいね．
【岩田】実はC型肝炎もけっこう問題です．C型の抗体検査はけっこう偽陽性があって，昔は偽陽性になったらRIBAというやり方で確認検査をやっていたんだけど，今RIBAは検査できない．だからC型肝炎がかつて存在していたのか存在してなかったのかを確定的に言い当てる方法がほとんどない．PCRも急性肝炎だと後に陰転化するし．だから，「あなたはC型肝炎があったかもしれないけど，なかったかもしれない．たぶんなかったと思うんだけど……」みたいに説明がややこしくなるので，やらない方が良い．

　神戸大学病院でも術前のスクリーニングは科学的根拠がないし，やめてほしいと言ったんだけど，「だけど術者を護らなきゃいけないから」と言われた．
【窪田】護ってはいないよね．
【岩田】護っていないんだよね（笑）　護っていないし，ややこしいし，忙しい．

みなさん面倒なだけですよ．HIV 検査が陽性になっても，ほぼ全例偽陽性．シフィリス（梅毒）も全部偽陽性．B 型肝炎の C 抗体が上がった時は判断が難しい．たいていはガセ，あるいはよくわからない．もうやめたらいいのに．院外からも，HIV 検査偽陽性で，あわてて「すぐそちらに転送したいんだけど」みたいにパニクった相談が来ることも多い．

【窪田】針刺し事故があった場合にはすぐ検査をさせてくださいと一筆とっておいて，もうやめよう，刺さってから採血しようって言っているんだけどなかなか通らない．

【岩田】分かってはいるんだけど出来ない，みたいなことを言われる．幸い神戸大学病院は HIV 陽性でもオペしてくれるけど，他の病院では「私は HIV 陽性の患者のオペはしたことがないので出来ません」と言われることがある．「HIV の患者さんは心臓が 3 つ付いているとか，そういうことはないのでオペの仕方は一緒ですよ」みたいな説明をするんだけど，納得してくれない．HIV も長生きできるようになったので色々な合併症を起こすようになって，こないだ癌の合併症でパンペリ（播種性腹膜炎）になった HIV 患者のオペをお願いしたら，「いや，HIV のオペはしたことないので」「いや，HIV のお腹も同じお腹ですから！」「ダメです！」だって．結局救急車に乗って何時間もかけて搬送して……なんでパンペリの患者さんをいちいち搬送せなアカンねん．

　僕は（この対談の日の）午前中に別の仕事でエボラの話をしていたんだけど，エボラは「エボラ」って名前だけでみんなパニックになっている．HIV も同じで，名前だけでパニクってそこで判断停止になっている．基本的に HIV の患者さんの手術の特殊性はほとんどなくて，結核なんかのほうがずっとややこしいのに．

【窪田】やっぱり術前検査をやめさせるのはなかなか難しいね．

【岩田】お金に訴えるのが一番手っ取り早いと思う．いくら浮くかを試算したら病院はお金の事には無関心ではいられないから．たぶん今は，相談する外科医も相談される先生も患者さんも，実はみんな迷惑っていうのがほとんどじゃないかな．

【窪田】そうなんだよね．誰も得をしていない．なおかつ，もうすでに手術できる準備をしていて，それだけがないためにもう一回採血になるようなことが多々行われていて．

【岩田】それで手術が延期になったりして．

【窪田】そう．あれはやめたいんだけどね．

【岩田】梅毒の場合は STS, RPR が陽性になっても，実際には感染してから 4, 5 年経つともう他人への感染性がなくなると言われているので，だから外科医的にはほとんど意味がない検査ですね．三船敏郎の『静かなる決闘』の時代とは違うんだ．

◆ 骨盤内炎症性疾患（PID）

【窪田】また話が変わるけど，いま実臨床ですごく問題になっているのが骨盤内炎症性疾患（PID）．
【岩田】えっ，窪田くんが PID を治しているの？
【窪田】どういうシナリオになるかというと……若い女性がアッペの紹介で来て，でもアッペじゃない．アッペじゃなくて明らかにリバウンドがあって，こんな若い女性がそれなりのヒストリーもあったら PID ぐらいしか思いつかないわけだよ．それで婦人科にいくと「違います」ってかえってきちゃうのよ．
【岩田】その根拠は？
【窪田】PID とする根拠がない，っていう根拠．
【岩田】あー……．
【窪田】僕らは診察だけで PID と決めているけど，あちらは根拠があって PID と決めるわけだから．
【岩田】PID ってどうやって根拠づけるんだろう．
【窪田】たぶん，培養とかじゃない？
【岩田】だって，お腹が痛くて熱が出ていたら，僕だったらとりあえず PID と言う．
【窪田】ましてや，そんな若い人でバリバリのリバウンドが出る他の病気ってまずない．出血でもしていれば別だけど，そういうのもなければね．
【岩田】PID を除外するのはすごく難しいね．卵管が腫れているとか，「ある」という根拠を見つければそれはあったということなんだけど．
【窪田】「違います」って婦人科から戻されてもそれ以外の疾患が想定できないし，次に振るところがないから結局こちらで治療しましょうか，ってことになってしまう．
【岩田】まぁ画像で異常がない PID だったら内科的治療だけで治ることが多いので，なんとかなっちゃうということはあるのかも．
【窪田】ただね，患者さんへの説明が苦しいわけ（笑）
【岩田】それは言えるかも．でも確かに，遺伝子検査で淋菌の陰性，クラミジア

の陰性で，培養も嫌気性菌で生えないということはままある．感染症的な検査で PID を「除外」するのは難しい．

【窪田】そういうケースの半分以上で後日培養が生えます．

【岩田】そうなんだ．じゃあそれをデータにして，産婦人科の先生に「ほらね」って言って出すしかないのかな．僕がいた病院は PID に詳しい先生が多かったので，あまり突き返されることはなかったな．

【窪田】沖縄にいた時には，こちらの「アッペじゃない」というその言葉をもって折れてくれたんだよ，婦人科の先生は．

【岩田】なるほど．

【窪田】あなたたちがアッペじゃないと言うのだったらそうだとして治療します，って立場をとってくれたので．

【岩田】沖縄は PID が多いからね（個人の印象です．間違っていたらご指摘ください）．

【窪田】だから良かったんだけど．あちらから「証拠がないんで違います」って言われてしまうと，別にこっちだって証拠があるわけじゃないし……

【岩田】なるほどね．幸か不幸か，僕は PID の多い病院にわりと長くいて，たとえばアメリカなんかは PID は外来で治しちゃう．日本はさすがに，社会的な意味でも入院させるパターンが多いかな．PID は上手く治さないとすごく厄介な病気で，一回でぱっと治せればそれでいいんだけど，再発するとどんどん負け続ける病気で，治しにくいし再発しやすいし，どんどん解剖学的な構造が壊れていって，卵管閉鎖など，不妊の原因にもなるし，感染症は治っても今度は痛みが慢性化して慢性骨盤内疼痛症候群みたいになって，ずっと痛みがとれない．抗生物質をずっと使い続けてオピオイドをずっと使って，そうこうしているうちに他にもあちこち不定愁訴が出てきて……こうなると完治はかなり大変になる．初回の段階でバシッと治しちゃえば良いのだけど．PID も簡単な PID とめっちゃ難しい PID というグレードがあるからね．僕が中国にいた時，卵管に膿が溜まって，切って抜いて切って抜いてを繰り返している方がいて，どの薬をどう使うか，ですごく悩んだことがあった．

【窪田】卵管膿瘍みたいに画像的なものがあれば，それでもういいんだけどね．

◆ 患者をみればわかること

【岩田】日本のドクターって，画像に出なければ問題もない，としてしまうことが多い．感度特異度という概念をちゃんと理解してないとすごく思う．感度特

異度って「国家試験の前の日に覚える計算式」だと勘違いしている人が多いけど，これを理解していなかったら画像も血液検査も意味ないんだっていう理解が残念ながら内科医にもないですね．検査陰性でした，となると病気が除外されちゃうパターンがすごく多い．非常に残念なことに，いまだに内科医ですら「心電図正常でした」と言って心筋梗塞を否定したりすることは，割と珍しくないので……アメリカだったら訴訟だよ（笑）外科はどうなのかな，よくわからないけど．

【窪田】外科もだいぶ前からCT全盛で，感度が高いのは確かなのでそれはそれで良いのだけど，でもどこまでいっても100％にはならないからね．翻ってみると，画像で典型なのは臨床的にも典型なんだよね．

【岩田】そうそう．重症の感染症はCRPが高い，って見れば分かることを数字で説明しているだけ，患者をみれば分かることが数字になっているだけじゃん，ってよく思う．逆に騙されることがあって，超重症のセプシスの人はもう肝臓も壊れていてCRPをつくれないので，重症敗血症でCRPが1しかない，なんてままある．CRPばっかりみていると騙されてしまう．患者をみてCRPをみて，その関係性がちゃんと見えている人は別にCRPを測ってもいいし，ぶっちゃけCRPを測らなくても患者を診ていればわかることはわかるし．CRPしか見ていない人が一番危ない．「CRP低いから大丈夫でしょ」みたいな人は極めつけに怖い．患者をみていないというのが，外科内科問わず一番危ない．

【窪田】けど，よくある．

【岩田】うん，よくある話（笑）呼吸器の先生だとCTだけみてメロペンを使うような．CTで抗菌薬決めるなよ，と思うんだけど．

【窪田】そうだね，厳しいね．

【岩田】本書でも書いてあるように，結核の吟味も画像吟味に終始してしまってヘモグロビンA1cが高くても知らん顔，みたいな．

【窪田】「お年寄りの肺化膿症で長期に抗菌治療しているんだけどよくならないので外科的に出来ないか」って訊かれるんだけど，そういう人のほぼ全例がもう手術そのものがためらわれるような方で，なおかつ癌の手術のようにつるりとは取れないので，やる方としてはすごく嫌なんだよね．

【岩田】だいたいCOPDを合併している？

【窪田】合併している．それに不思議なもので，ひどくなると肺動脈じゃなくて肋間動脈から肺が栄養されるようになっちゃうの．

【岩田】へぇ．

【窪田】全部くっついているの．血が出るし，剥がしながらなんて出来ないし．だから非常にやりたくない手術の一つなんだけど時々来る．

【岩田】たしかに膿はどこも難しい．特に難しいのは，ぐちゃぐちゃになった肺や胸膜．Loculation のある胸膜炎も難しいし．それと僕らがいつも悩むのは，家族性多発性囊胞腎とか囊胞腎感染．肝臓もだいたい polycystic で，ついでドレナージをとか言うけど，どこを？ どれぐらい？ みたいな．多発性囊胞腎は本当に悩ましくて，感染症を起こすと The New England Journal of Medicine の review articles とかを読んでも「感染を起こしたら抗菌薬で治療しろ」くらいしか書いてなくて（New England Journal of Medicine. 2008 Summer; 359 (14): 1477-85）それは当然じゃん！（笑）

【窪田】何歳くらい？ 結局 50 歳ぐらいでダメになっちゃうでしょ．

【岩田】うん，透析とか腎移植になるんだけど，シストだけは残る．移植腎でも元の腎臓は残っていることがほとんどで，そこに感染，あるいは肝臓にも polycystic であるので，感染を起こして抗菌薬を使って，何をどのぐらい，何を目指して抗菌薬を使うのかよく分からなくて．治らなければドレナージしようか，でもドレナージしてもシストは残り続ける．また残して……と賽の河原を見ているみたい．

あとはエンドステージの胆道系の癌，例えば膵癌．胆管炎を繰り返して，これも何をゴールにすればよいのか，主治医も目指しているところが見えなくなるし，僕らも何を目指そうか，となる．じゃあ患者さんが何を希望しているかでソフトランディングを目指そうみたいなところもあって．あれも厄介．まぁ，advanced cancer の抗菌薬をどうするかについては緩和ケアの先生ともよく話すんだけど，一回しっかり考えてみるべき．今はとりあえずなあなあでやっているので．

【窪田】予想予後がどれくらいかにもよるけれど，自分たちが今やっているやり方は，動けなくなった状態で次の感染症が起きて，それに対して本人の辛い，苦しいがそんなにない場合には薬もなんにも使わないでいきましょうって話をするようにしている．

【岩田】なるほど．大学病院の患者さんや家族は「出来ることは全部やってください」と言う人が多いね．

【窪田】入れることによって楽になる，というのがあればいいんだけど，なんら変わらない気がする．

【岩田】うん,結構つらい.でも大学病院にきた時点で「出来ることは最後までやってください」のバイアスがかかっているから.
【窪田】ああ,なるほど.それはそうでしょうね.
【岩田】「何もしたくありません」と言って大学病院に来る人はほとんどいない.
【窪田】そうでしょうね.

◆ チーム医療はめちゃめちゃ助かる

【窪田】緩和ケアをもっと専門的にやるような部隊なり場所なりが出来た方がよいのかもしれないね.
【岩田】うん.まだ小さいディビジョンだけど,うちも最近緩和ケア科が出来ました.緩和ケア科が入っていったら,外科の先生はもっと楽になると思うんだけどね.ペインと栄養と感染症と,あとは ventilator(人工呼吸器管理.諸外国では respiratory therapist が管理することも)とか,そのあたりはだんだんチーム医療的にしていってお互い楽になれるようになったらいいなと思っている.
【窪田】うちの病院では,ICU は ICU が診てくれる.外科も.
【岩田】SICU?
【窪田】全部.もうめちゃめちゃ助かる.
【岩田】そうそう,その「めちゃめちゃ助かる」という実感を得られると,チーム医療はやりやすくなる.抱えると大変だから,ターニングポイントが必要ですね.

　いつも笑い話のネタに使っているんだけど,僕がある病院で大人ばかり診ていて,たまには子どもも診ないと落ちるな,と思って小児科の部長に「たまに子どもを診たいんですけど救急外来に入ることは出来ませんか?」って訊いたらすっごい叱られた.「小児科医じゃない人間がなんで子どもを診るんだ.そんなこと出来るわけないだろう!」って怒られて,けんもほろろに断られました.
【窪田】なるほど(笑)
【岩田】その数年後に小児科がだんだん崩壊していって,一人いなくなり二人いなくなりしたら,「岩田先生,子ども診られるよね?」と言われるようになった.「当直週一くらいで入らない? 何かあったら電話してくれればバックアップするから」って(笑)
【窪田】(笑)
【岩田】そういうターニングポイントがどこかにあって,抱えこんでいると他の

人は排除されてしまう．「俺たちが診ているところに入ってくるな」とやっていると，自分たちが疲弊しちゃう．

【窪田】よくあるね．

【岩田】だから「どうぞどうぞ」と入れてあげるとお互い得をする．このきっかけが大事で，一回入っちゃえば味をしめちゃうから．外科の先生だって，術後に患者が熱発した時に僕らをとりあえず呼んでおいて，「あとはよろしく」の方がぜったい楽に決まっている．培養をとって，グラム染色やって，検査出して，抗菌薬選んで，オペも行かなきゃいけないのに……よりも「先生，オペ行っておいてください．あとはやっておきます」の方が楽に決まっているので，一回味をしめちゃったら絶対にやめられなくなる．携帯電話を初めて持った人と同じで，ない時はなくても良いと思っているんだけど，使いだしたらもうやめられないですよ．昨日うちの奥さんが携帯電話を壊しちゃったんですけど，めちゃくちゃ不便ですよ．

【窪田】（笑）

【岩田】「携帯がない！　病院にどうやって連絡をつければいいんだ！」って（笑）

【窪田】あるものがなくなるとそうなるね．

【岩田】もともとない時代はあんなのなくても全然困らないんですけどね．そういうターニングポイントがほしいなあって思っていて．

【窪田】集中治療は本当に助かっているね．家に帰れるようになった．

【岩田】ああ〜（笑）

【窪田】自分で診ていると，「今日はやばいかな」と思う時は残らざるをえない．だけど引継ぎが出来ると「何かあったら呼んでください」と言って帰れるから．

【岩田】そうだよね．

【窪田】泊まったまま次の日またやるのと全然違うんだよね．楽ですよ，非常に．

(了)

対談者略歴

窪田　忠夫
（くぼた　ただお）

神奈川県生まれ

1997 年　　　　東京慈恵会医科大学卒業
1997 〜 2003　沖縄県立中部病院　外科研修・外科医師
2003　　　　　国立循環器病センター（現国立循環器病研究センター）
　　　　　　　心臓血管外科レジデント
2004 〜 2007　千葉西総合病院　外科医師
2009 〜 2012　沖縄県立北部病院　外科医師
2012 〜　　　 東京ベイ浦安市川医療センター　外科医師　現職

索 引

あ行

悪性外耳道炎	143
アジスロマイシン	35
アミノ酸製剤	60
アモキシシリン	27
アモキシシリン・クラブラン酸	27
アンピシリン	24
アンピシリン・スルバクタム	25
陰性的中率	78
壊死性筋膜炎	95
黄色肉芽腫性腎盂腎炎	111
オーグメンチン	27
オグサワ	28

か行

外傷	190
化学性肺臓炎	62
ガス壊疽	98
カテ感染	4, 56
化膿性滑液包炎	88
化膿性関節炎	86
化膿性骨盤内血栓性静脈炎	158
肝移植	168
関節穿刺	86
感染性心内膜炎	124
感染性動脈瘤	127
感度	78
基質拡張型βラクタマーゼ	20
気腫性腎盂腎炎	112
気腫性膀胱炎	112
偽痛風	3
急性喉頭蓋炎	143
急性呼吸促迫症候群	3
急性骨髄炎	90
急性胆管炎	165
キュビシン	36
クラビット	34
クリンダマイシン	38
ケアバンドル	58
経口へのスイッチ	47
結核	173
結核審査協議会	176
血栓・塞栓症	3
ケフレックス	30
下痢症	4
腱滑膜炎	88
抗菌薬関連下痢症	72
膠原線維性大腸炎	3
硬膜外膿瘍	92

さ行

ザイボックス	36
サワシリン	27
サンフォードガイド	18
子宮内膜炎	156
術後院内肺炎	62
術後発熱	2
遷延	3
人工関節関節炎	100
人工血管感染	127
深部 SSI	50
髄膜炎	178
スルバシリン	25
性器ヘルペス	162
精巣炎	109

精巣上体炎	109
セファゾリン	28
セファレキシン	30
セフェピム	30
セフォタキシム	29
セフォタックス	29
セフタジジム	29
セフトリアキソン	29
セフマゾン	28
浅部SSI	50
前立腺炎	106
創部感染	4, 9, 50
ゾシン	27

た行

ダプトマイシン	36
ダラシン	38
胆嚢炎	165
中耳炎	135
椎間板炎	92
痛風	3
トキソプラズマ	161
特異度	78

な行

尿路感染	4, 68
妊婦と抗菌薬	160
熱傷	189

は行

肺炎	4
肺塞栓	4
針刺し	83
バンコマイシン	36
B群溶連菌	161
ビクシリン	24
脾摘	84
ピペラシリン	27
ピペラシリン・タゾバクタム	27
フィーバー ワークアップ3点セット	6
副鼻腔炎	135
フラジール	38
フルニエ壊疽	111
ベイズの定理	80
ペースメーカー感染	129
ペニシリンG	24
ペンマリン	26

ま行

マキシピーム	30
マキシマムバリヤープレコーション	58
慢性骨髄炎	90
慢性前立腺炎	108
ムコール症	144
無症候性細菌尿	160
メトロニダゾール	38
メロペネム	31
メロペン	31
モダシン	29

や行

薬剤熱	3
ユナシン	25
陽性的中率	78

ら行

リステリア	161
リネゾリド	36
レボフロキサシン	34
ロセフィン	29

A

ABPC	24
ABPC/SBT	25
AMPC	27
AMPC/CVA	27

AmpC 過剰産生菌	20		**F・G・H**	
antibiotic-associated diarrhea	72	Fournier's gangrene	111
ARDS	4	gibbous	92
AZM	35	HAP/VAP	62
C		**L**	
CAZ	29	LVFX	34
CEX	30	LZD	36
CEZ	28	**M・N**	
CFPM	30	MEPM	31
chemical pneumonitis	62	MIC の縦読み	17
CLDM	38	MNZ	38
Clostridium difficile infection（CDI）	4, 72	MRSA 腸炎	72
		MRSA 肺炎	63
collagenous colitis	3	necrotizing fasciitis	95
CRBSI	56	**P**	
Crowned dens syndrome	4	PCG	24
CTRX	29	PIPC	27
CTX	29	**S**	
D		septic pelvic thrombophlebitis（SPT）	158
de-escalation	25, 46		
DPM	36	SSI（surgical site infection）	9, 50
E		**U・V・X**	
emphysematous cystitis	112	UTI	68
emphysematous pyelonephritis	112	VCM	36
endometritis	156	xanthogranulomatous yelonephritis	111
ESBL 産生菌	20		
escalation	48		

著者略歴

岩田健太郎(いわたけんたろう)

島根県生まれ

1997年	島根医科大学（現島根大学）卒業
1997〜1998	沖縄県立中部病院研修医
1998〜2001	コロンビア大学セントルークス・ルーズベルト病院内科研修医
2001	米国内科専門医
2001〜2003	アルバートアインシュタイン医科大学ベスイスラエル病院感染症フェロー
2002〜2006	ロンドン大学熱帯医学衛生学校感染症修士コース（通信制）
2003〜2004	北京インターナショナルSOSクリニック家庭医
2003	中華人民共和国一般医師免許
2004	米国感染症科専門医
2004	アイオワ州医師免許
2004	亀田総合病院総合診療部・感染症内科部長代理
2005	同部長
2006	同総合診療・感染症科部長
2008年	神戸大学大学院医学研究科微生物感染症学講座感染治療学分野教授
	現職

目からウロコ！
外科医のための感染症のみかた，考えかた　Ⓒ

発　行	2015年 3月15日　　1版1刷
	2015年 5月15日　　1版2刷

著　者　　岩田健太郎

発行者　　株式会社　　中外医学社
　　　　　代表取締役　青木　　滋

〒 162-0805　東京都新宿区矢来町 62
電　話　　(03) 3268-2701 (代)
振替口座　　00190-1-98814 番

印刷・製本 / 三和印刷 (株)　　＜HI・YI＞
ISBN978-4-498-05044-0　　Printed in Japan

JCOPY　＜(社)出版者著作権管理機構 委託出版物＞

本書の無断複写は著作権法上での例外を除き禁じられています．
複写される場合は，そのつど事前に，(社)出版者著作権管理機構
(電話 03-3513-6969, FAX 03-3513-6979, e-mail: info@
jcopy.or.jp) の許諾を得てください．